美国科学问答

美国中学生
课外读物

美国家庭
必备参考书

★ ★ ★ ★ ★ ★ ★ ★ ★ ★ ★ ★

1200个人体知识

人体是如何工作的

THE HANDY ANATOMY ANSWER BOOK

表皮系统、骨骼系统、肌肉系统、神经系统
感觉系统、内分泌系统、心血管系统
人体是自然进化的奇迹，等着你去探索

[美] 詹姆斯·E.博比克 /著

王 瑶 /译

上海科学技术文献出版社
Shanghai Scientific and Technological Literature Press

图书在版编目(CIP)数据

人体是如何工作的:1200个人体知识/(美)博比克著;
王瑶译.—上海:上海科学技术文献出版社,2015.6
(美国科学问答丛书)
ISBN 978−7−5439−6649−9

Ⅰ.①人… Ⅱ.①博… ②王… Ⅲ.①人体—普及读
物 Ⅳ.①R32−49

中国版本图书馆 CIP 数据核字(2015)第 088642 号

The Handy Anatomy Answer Book,1ˢᵗEdition
by James Bobick and Naomi Balaban
Copyright © 2008 by Visible Ink Press®
Simplified Chinese translation copyright © 2015 by Shanghai Scientific &
Technological Literature Press
Published by arrangement with Visible Ink Press
through Bardon-Chinese Media Agency

图字:09−2015−371

总 策 划:梅雪林
责任编辑:张 树 李 莺
封面设计:周 婧

丛书名:美国科学问答
书 名:人体是如何工作的
[美]詹姆斯·E.博比克 著 王 瑶 译
出版发行 上海科学技术文献出版社
地   址 上海市长乐路 746 号
邮政编码 200040
经   销 全国新华书店
印   刷 常熟市人民印刷有限公司
开   本 720×1000 1/16
印   张:16
字   数:269 000
版   次:2016 年 1 月第 1 版 2020 年 4 月第 3 次印刷
书   号:ISBN 978−7−5439−6649−9
定   价:38.00 元
http://www.sstlp.com

前 言

随手拿起一本杂志或者一张报纸，打开广播或电视，或者在网上搜索医疗和健康信息，你就会发现，新闻中有各种与人体有关的信息，如：人工心脏、饮食补给、干细胞研究、基因工程、关节镜手术以及很多其他有关人体生物学的有趣问题，都成为人们每天茶余饭后谈论的焦点话题。我们一直都在关心着自己的身体。这本书可以帮您解答关于身体是如何工作的复杂问题，揭开人体的各种秘密。

我们对人体的兴趣和探索已经有很长的历史了，可以追溯到古希腊亚里士多德和盖仑时期，他们率先开始研究人体各组织器官的结构和功能。但是从那以后，对人体研究的发展就变得很缓慢了。直到16世纪安德里亚斯·维萨里奠定了现代解剖学的基础，威廉·哈维发现人体内血液循环后，人体研究才有了新的进展。最终，到了19世纪，解剖学和生理学才成为独立的学科。

随着观察手段越来越高级，实验技术越来越精细，人们对人体的了解也越来越深入，对医疗人员的新发现也有了更多的词汇去描述。沿用希腊语和拉丁语的词根，很快就出现了大量复杂的专业词汇，专门用来描述人体各部分的结构、各部分的精确位置以及各部位的功能。

本书内容丰富，不仅解释了解剖学、生理学、病理学术语，使这些术语更加浅显易懂，让普通读者更能接受和理解，还为读者解答了很多有趣的关于身体各系统的问题。比如：谁最先发现了肌肉运动的秘密？身体内最长的神经是什么？人体的肺最多能容纳多少气体？基本的味觉有哪些？生理学之父是谁？人体骨骼是由多少块骨头构成的？本书还涵盖了很多有趣的细节，比如：双胞胎的指纹相同吗？体内哪种组织可以再生？大脑的体积会影响智力吗？

内奥米·E.巴拉班

詹姆斯·E.博比克

目录
CONTENTS

目录

Contents

目录

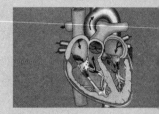

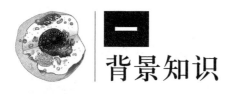

一 背景知识

历　史

▶ 哪种科学是专门研究人体的？

解剖学和生理学是专门研究人体的科学。解剖学（由希腊语ana和temnein演变而来，意思是"切割"）是研究人体各部位结构的学科，它还研究人体各系统的组成。生理学（源于拉丁文，意思是"研究自然性质的科学"）是一门研究人体各部位器官功能的学科。解剖学和生理学通常联合在一起，这样可以更好地研究人体。

▶ 解剖学可以分为哪些小的学科？

解剖学通常可以分为大体解剖学（不需要使用显微镜观察）和微观解剖学。

大体解剖学包括局部解剖学、系统解剖学、发育解剖学以及临床解剖学。局部解剖学是研究人体每个部位的学科，比如研究头部、颈部或者上下肢的结构功能。系统解剖学研究的是身体的各个系统，比如消化系统和生殖系统的结构功能。发育解剖学研究的是从受孕到胎儿发育成熟这个过程中的变化。临床解剖学包括医学解剖学（疾病时发生的解剖学变化）和放射解剖学（利用各种成像技术观察到的解剖结构）。

微观解剖学又可以分为细胞学和组织学两大部分。细胞学

（源于希腊语cyto，意思是"细胞"）是研究人体细胞内部结构的学科。组织学（源于希腊语histos，意思是"网"）是研究组织结构的学科。

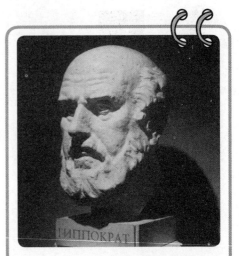

大多数人认为希波克拉底是现代医学之父，以他的名字命名的《希波克拉底誓言》是所有医务人员都要遵守的规范。（iStockphoto.com/Phil Sigin）

▶ **生理学包括哪些专业？**

生理学的小分类包括细胞生理学、器官生理学、系统生理学和病理生理学。细胞生理学是研究细胞功能的一门学科，包括细胞内的化学反应过程以及细胞之间的化学反应。器官生理学是研究特殊器官的一门学科，比如心脏生理学就是研究心脏功能的学科。因为系统生理学是研究身体各个不同系统功能的学科，所以可以与系统解剖学相平行，比如肾脏生理学和神经生理学。病理生理学（源于希腊语pathos，意思是"遭受痛苦"或者"疾病"）是研究疾病对人体器官或系统的影响以及患病时细胞和组织的一门学问。

▶ **解剖学和生理学从何时起开始成为一门科学被人们所接受？**

在古希腊时期，解剖学和生理学首次作为一门科学被人们所接受。被誉为现代医学之父的希波克拉底（大约公元前460—公元前377）建立了现代医学，并使其脱离宗教和哲学正式成为一门科学，他将逻辑和推理思想引入医学，成为观察医学的起点。

▶ **亚里士多德对解剖学做出了哪些贡献？**

亚里士多德（前384—前322）著有多部作品，为比较解剖学、分类学和胚胎学奠定了基础。他对每种动物，包括人都做了非常深入的研究。他还著有关于生命科学的作品《论感觉和感觉对象》《论记忆和回忆》《论睡眠和清醒》《梦》

《梦的预测》《生命的长短》《年轻和衰老》以及《呼吸》,这些作品被统称为《自然诸短语》(*Parva Naturalia*)。

▶ 谁被称为生理学之父?

希腊医学家及解剖学家艾拉西斯特拉图斯(Erasistratus,前304—前250)被誉为生理学之父。他对大量的尸体进行了解剖研究,精确地描绘了大脑的结构,包括脑内的腔隙和膜结构,描绘了胃的肌性结构以及感觉神经和运动神经的区别。通过研究,他指出心脏是维持血液循环的泵。到了13世纪,解剖学研究受到了阻碍,很大一部分原因是因为民众对尸体解剖的反对和不理解。

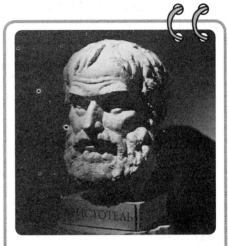

希腊哲学家亚里士多德奠定了很多科学领域的基础,其中就包括了解剖学。(iStockphoto.com/Phil Sigin)

▶ 罗马时期谁的作品在解剖学领域内最具有权威性?

罗马帝国时代希腊著名的医学家、解剖学家及生理学家盖仑(130—200)是医学界中最有影响力且最具权威性的作者之一。他的著作包括《论解剖学过程》《论身体各部分的功能》《论自然的力量》以及上百部其他著作。因为人体解剖被禁止,盖仑只得在不同动物身上进行观察。他精确地描绘了骨骼和肌肉的结构,以及肌肉收缩时的运动。同时他还描绘了心脏瓣膜的结构以及动静脉结构上的差异性。虽然历史的局限使他的研究工作存在很多错误,但他还是为人们展示了很多解剖学的细节,被医学界奉为经典。盖仑的著作一直是人们信守的准则,统治了解剖学研究长达1 400年。

▶ 谁被称为文艺复兴时期解剖学的"改革者"?

安德里亚斯·维萨里(1514—1564)被人们称为文艺复兴时期的"改革

者"。他的著作也是他最举世闻名的作品——出版于1543年的《人体结构论》描绘了机体不同系统和各个器官的结构。同时，书中还有很多精美的解剖学图谱。维萨里对盖仑的很多理论进行了挑战，虽然盖仑的这些理论是不正确的，但当时是人们一直信守的准则。

▶ 是谁改进了显微镜技术，从而对解剖学和生理学产生了重大影响？

安东·冯·列文虎克（1632—1723）是荷兰的一名显微学家和科学家。尽管他并没有发明显微镜，但是他极大地提高了显微镜的观察能力。他在镜片光度上的专业技术使得物体能被放大270倍，比历史上任何一台显微镜都要清晰。他可以通过显微镜清楚地观察到细菌、肌肉横纹、血细胞和精子。

▶ 17世纪哪种发明辅助建立了生理学？

英国医学家威廉·哈维（1578—1657）于1628年出版了《动物体内心脏的跳动和血液流动》一书。这部著名的作品指出血液在血管内是连续循环流动的。

哈维的这一发现纠正了盖仑时代的很多关于血液循环的理论。哈维因为将科学研究的实验方法引入医学而被尊为"现代生理学之父"。

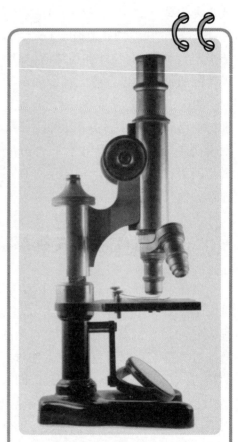

现代显微镜的发展极大地扩展了科学家们对细菌、病毒、细胞和精细解剖学结构的了解。（iStockphoto.com/Christopher Pattberg Fotodesign）

▶ **谁被称为"实验医学和生理学的奠基者"？**

法国生理学家克劳德·伯纳德（1813—1878）首次将实验方法引入医学，并且开创了普通生理学这一独立的学科。他的经典之作《实验医学研究入门》一书于1865年出版。1869年，由于他对生理学做出的伟大贡献，他入选法国科学院。

▶ **第一个生理学家组成的专业机构是什么？**

第一个由生理学家组成的专业机构，是于1876年在英国成立的生理学会。1878年，《生理学杂志》首次开始刊登有关生理学实验研究结果的文章。美国机构（美国生理学会）成立于1887年。美国生理学会于1898年首次出版了《美国生理学杂志》。

人体组织解剖

▶ **脊椎动物（包括人类）体内的结构组织在解剖学上可分为哪些部分？**

每种脊椎动物在组织结构上都分为四个主要的层次：细胞、组织、器官和系统。后一个层次总是比前一个层次更为复杂。所有器官系统联合在一起共同维持正常的生命活动。

▶ **细胞是什么？**

细胞是由细胞膜包裹的一个小单元，内含遗传物质（DNA）以及细胞质，细胞是生命的基本结构和功能单位。

▶ **组织的主要的类型是什么？**

组织（tissue源于拉丁文texerc，意思是"编织"）是对结构相似、执行相同功

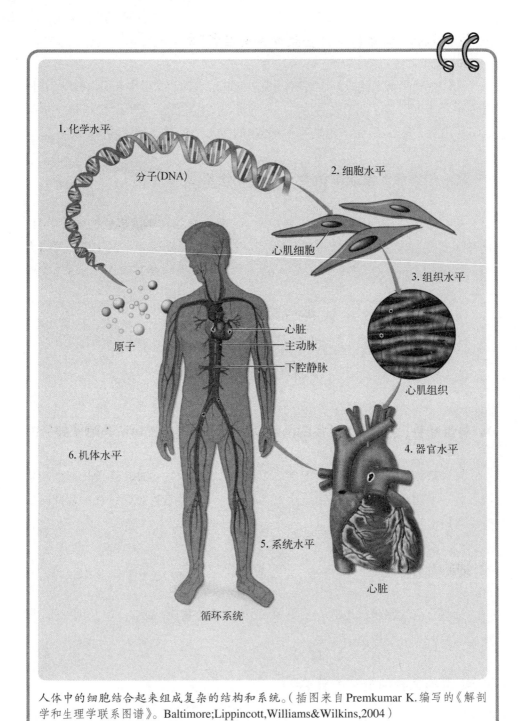

1. 化学水平

分子(DNA)

2. 细胞水平

心肌细胞

3. 组织水平

原子

心脏
主动脉
下腔静脉

心肌组织

6. 机体水平

4. 器官水平

5. 系统水平

心脏

循环系统

人体中的细胞结合起来组成复杂的结构和系统。(插图来自 Premkumar K. 编写的《解剖学和生理学联系图谱》。Baltimore;Lippincott,Williams&Wilkins,2004)

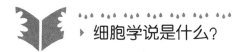

细胞学说是什么？

细胞学说指出，细胞是所有生物的基本成分，所有生物都是由细胞组成的。细胞学说有三条基本定律。首先，细胞是最小的、有生命的物质。有很多只由一个细胞组成的生物。更多复杂的生物，包括植物和动物都是由多种不同类型的细胞组成的，单一的细胞不能长期生存。其次，所有的细胞均来自原先存在的细胞，与以前的细胞息息相关，在漫长的进化过程中以不同的方式进行进化改变。最终，生物的所有生命进程都是在细胞水平上进行的。

能的一类细胞的统称。在生物体内，4种主要的组织类型包括上皮组织、结缔组织、肌肉组织和神经组织。每种类型的组织都有不同的功能。

▶ 不同类型组织的共同特点是什么？

4种组织类型都有着不同的功能，它们分布于身体的不同部位，都有着各自的特点。下面的表格介绍了不同类型组织的特点。

组织的特点

组织名称	功　　能	部　　　位	特　　　点
上皮组织	保护、分泌、吸收、排泄	覆盖于机体表面，覆盖于内部器官表面，组成腺体	缺少血管
结缔组织	连接、支持、保护、填充间隙、储存脂肪、产生血细胞	广泛分布于身体的各个部位	细胞之间的基质，良好的血液供应
肌肉组织	运动	附着在骨骼上，位于内部器官空腔的壁上，组成心脏的肌性结构	可收缩性
神经组织	传递神经冲动，进行配合、调节、整合和感觉接收	大脑、脊髓、神经	细胞之间相互连接并且与身体其他部位相连接

▶ 器官是什么?

器官是指在一起行使某种特定的功能或某些特定功能的几种不同的组织。每种器官行使的功能都是组成器官的组织单独无法完成的。不同组织之间的相互配合是动物和人类机体的基本特征。心脏就是一个器官,心脏是由心肌包裹在结缔组织中组成的。心室外附着有上皮细胞,神经组织控制心肌有节律地收缩。

▶ 系统是什么?

系统是指集合在一起行使体内的某项功能的一组器官。在人体内有12个重要的系统。

系统及其功能

系统名称	组　　成	功　　能
心血管和循环系统	心脏、血液和血管	传输血液到全身各处,输送氧气和营养物质到肺,将废物输送到肾脏
消化系统	口、食管、胃、小肠、肝脏和胰腺	摄取食物,将食物粉碎成更小的化学物质
内分泌系统	垂体、肾上腺、甲状腺和其他没有导管的腺体	协调机体的各项生命活动
排泄系统	肾脏、膀胱和尿道	通过血液将废物排出体外
免疫系统	淋巴细胞、巨噬细胞和抗体	将外来物质排出体外
表皮系统	皮肤、毛发、指甲和汗腺	保护机体
淋巴系统	淋巴结、毛细淋巴管、淋巴管、脾脏和胸腺	将体液回输到心血管系统
肌肉	骨骼肌、心肌和平滑肌	协助身体运动
神经系统	神经、感觉器官、大脑和脊髓	接受外界刺激,传递信息并指导运动
生殖系统	睾丸、卵巢和其他相关的器官	生殖
呼吸系统	肺、气管和其他气体通路	进行气体交换——吸入氧气(O_2)呼出二氧化碳(CO_2)
骨骼系统	骨、软骨和韧带	保护机体,为运动提供支持

解剖学术语

▶ **解剖学姿势都有哪些呢?**

解剖学家将解剖学姿势定义为:身体直立,两眼向前平视,双脚并拢,双腿平行,双臂下垂于身体两侧且掌心向前。所有描述人体各部分之间位置关系的术语都是按解剖学姿势描述的。

 ▸ **为什么机体的平面对于确定解剖学结构很重要呢?**

为了观察和研究机体内部器官的结构排列,机体被划分为三个面。这三个面分别是矢状面(正中面)、冠状面(额状面)和水平面(横切面)。矢状面从身体正中将身体分为左右对称的两部分。冠状面将身体分为前后两部分。水平面将身体分为上下两部分,它是从矢状面和冠状面的右侧角度观察的。

▶ **人们平时是如何利用解剖学方位术语去描述机体不同位置之间的关系的?**

标准的解剖学方位术语可以用来描述机体不同位置之间的位置关系。绝大多数方位术语是成对出现的,这一对术语分别表示了两个相反的位置关系。

人体的方位术语

方位术语	定　义	举　例
上方(近头端)	靠近头部的方向	头部位于颈部的上方
下方(近尾端)	远离头部靠近脚部的方向	颈部位于头部的下方

（续表）

方位术语	定　义	举　例
前方（腹侧）	前方	脚趾位于足跟的前方
后方（背侧）	后方	足跟位于脚趾的后方
中央	穿过身体的正中	鼻子位于两眼的中央
外侧	远离正中线,朝向两侧	双眼位于鼻子的两侧
近端	朝向躯干侧,接近躯干与四肢的结合部位	肩膀位于肘部的近端
远端	远离躯干侧,远离躯干与四肢的结合部位	腕部位于肩膀的远端
表面（外部）	靠近机体的表面	皮肤位于肌肉的表面
深处（内部）	远离机体表面	心脏位于肋骨的深处

▶ 身体的两个基本部位是什么？

身体的两个基本部位是中轴位和附着位。身体的中轴部分包括头部、颈部和躯干,包括胸部、腹部和骨盆。附着部分包括上下肢。

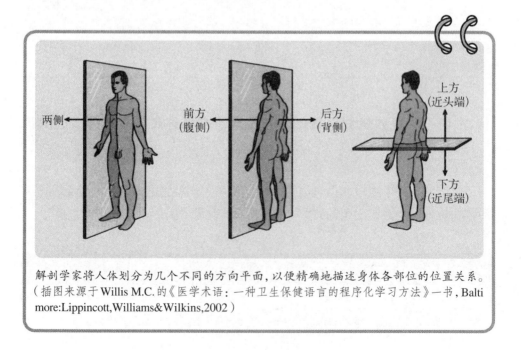

解剖学家将人体划分为几个不同的方向平面,以便精确地描述身体各部位的位置关系。（插图来源于 Willis M.C. 的《医学术语：一种卫生保健语言的程序化学习方法》一书, Baltimore:Lippincott,Williams&Wilkins,2002）

▶ 头部和颈部的分区是如何划分的?

头部可以分为面部和颅。面部包括眼、鼻和口。颅是头部覆盖大脑的部分。颈部也包括在头部范围内。

▶ 躯干的主要分区是什么?

躯干分为:躯干前方、躯干后方、躯干两侧、躯干下方。

躯干主要分区

分　区	部　　位	分　区	部　　位
躯干前方		尾部	尾骨区域和臀部之间的区域
胸部	胸部	臀部	臀部
腹部	肋骨下方和骨盆之间的区域	**躯干两侧**	
盆部	骨盆部位	腋部	腋窝部位
腹股沟区	腹股沟,大腿和躯干前方的结合处	臀部	臀部
躯干后方		**躯干下方**	
背部	胸部后方	生殖器部位	外生殖器
脊柱部位	脊柱区域	会阴部	肛门和外生殖器之间的小区域
腰部	身体后部肋骨最下方和骨盆之间的区域		

▶ 腹部是如何划分为9个区域的?

腹部被两条垂直线和两条水平线划分为9个区域。两条垂直线由锁骨正中部位垂直划下;一条水平线位于肋骨最下缘,另一条水平线位于盆骨上缘。脐区包括肚脐,位于腹部正中。

▶ 上下肢分区是如何划分的?

上下肢组成了身体的附着部位。上肢分区包括肩部、上臂、前臂、腕部和手部。下肢包括股部、小腿、踝部和足。

上下肢的主要分区

解 剖 学 术 语	常 用 名 称	解 剖 学 术 语	常 用 名 称
上 肢		下 肢	
前 臂	前 臂	股 部	股
上 臂	上 臂	髌	膝关节前方
肘 前	肘部前方	腘 窝	膝关节后方
肘 部	肘部后方	踝 部	脚 踝
指	手 指	足	脚
掌 部	手 掌	脚 趾	脚 趾
		跖	脚心,足底

▶ 身体内体腔的功能是什么？

身体的体腔是用来保护内部脏器的。身体内有两个主要的体腔：背腔和腹腔。

背腔也称为后腔，包括了颅腔和脊髓腔。颅腔包裹着大脑并且起到保护大脑的作用，脊髓腔包裹着脊髓，起到保护脊髓的作用。

腹腔，也称为前腔，被分为胸腔和腹盆腔。胸腔内含有心脏和肺，它们被肋骨包裹保护着。腹盆腔又被分为腹腔和盆腔。胃、小肠、肝脏、胆囊、胰腺、脾脏和肾脏位于腹腔内。膀胱、内生殖器、乙状结肠和直肠位于盆腔内。

▶ 什么结构将胸腔和腹、盆腔分隔开？

横膈将胸腔和腹、盆腔分隔开。横膈是由一层很薄的、穹隆状的肌肉组织构成的。

成 像 技 术

▶ 医生是如何观察到身体内部结构的？

19世纪末以前，还没有任何的无创技术可以观察到身体内部的结构。医生只能根据患者描述的症状进行诊断。19世纪末X射线的发明，使其成为最早观测人体内部器官和组织的技术。到了20世纪，医学成像技术飞速发展，可使医生更好地观察到人体内部的结构。

▶ X射线是什么？

X射线是短波长（10^{-3}纳米）的电磁放射线，它具有很大的能量。X射线是由威廉·康拉德·伦琴（1845—1923）于1898年发现的。X射线被广泛运用于医学的各个领域，因为它可以穿过不透明的、坚实的结构，比如骨骼等，并且在成像底片上显影。它们在对评价骨骼损伤、确定某些肿瘤以及检查胸部（心肺）和腹部方面有着重要的价值。

▶ CAT（或CT）扫描是什么？

计算机体层成像技术（CAT或称CT扫描）是由特殊的X射线形成的身体断层影像。做此项检查时，一台发射X射线的设备围绕着身体周围旋转，同时，另一台X射线接收设备在身体的另一侧旋转。随着这两台设备的运动，X射线束就可以从上百个不同的角度穿过身体。因为组织和器官对X射线的吸收程度不同，到达接收设备的X射线的密度就不一样。计算机记录下X射线接收设备上的数值，并且运用数学方法进行分析转换。这样在屏幕上显示出来的就是身体横断面的成像结果。

▶ CT扫描是如何运用于人体的研究过程中的？

CT扫描被应用于研究人体的很多部位，包括胸部、腹部和骨盆、四肢（胳膊和腿）以及内部器官，比如胰腺、肝脏、胆囊和肾脏。头部和大脑的CT扫描可以观察到身体内部的异常包块或者异物，中风的损伤，出血的范围，或者血管的异常。有疼痛症状的患者需要接收CT扫描来确定疼痛的原因。有时，CT扫描可以在常规X射线结果上进行进一步检查。

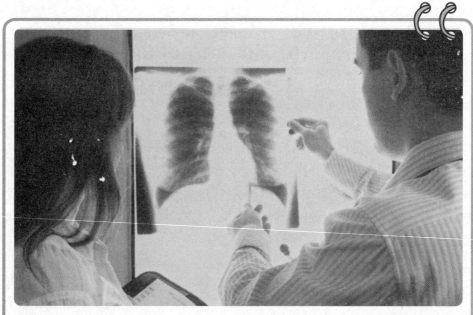

利用电磁放射技术，即X射线成像技术，医生可以观察到人体内部的情况，辅助诊断。
（iStockphoto.com/Christopher Pattberg Fotodesign）

▶ 是谁最先发明了CT扫描技术，并将其运用于医学检查的？

阿兰·M.科马克医生（1924—1998）和高弗雷·N.豪斯费尔德（1919—2004）各自分别在20世纪70年代初发明并发展了计算机体层成像技术。因为这个突出贡献，他们共同获得了1979年诺贝尔生理或医学奖。最早的计算机体层成像技术被用于对头颅的检查以及诊断脑部的疾病。

▶ 正电子发射体层成像技术（PET成像技术）比CT扫描技术和X射线成像技术高级在哪里？

与传统的X射线成像技术和CT扫描技术不同，正电子发射体层成像技术（PET成像技术）是一项观察代谢过程的先进技术，而X射线成像与CT扫描技术是反映身体内部器官结构的技术。20世纪70年代发明的PET成像技术，是利用放射性同位素手段，观察身体内特定器官的生化反应过程。

▶ X射线作为一项诊断技术，它的缺点是什么?

作为一项诊断技术，X射线技术的一个主要缺点是它不能显示出软组织的情况。因为X射线只能显示平面的二维图像，所以它不能区分出器官中不同层次之间的差别，有些组织是正常的，有些是异常的，但在X射线图片上没有区别。

▶ PET扫描的过程是怎样的?

先给患者注射放射性同位素，放射性同位素可以分布到身体各处，并被运输到接受检查的器官和组织。随着放射性同位素被细胞吸收，它会产生高能量的γ射线。计算机接收到射线后，可以对其进行分析，同时形成器官活性的图像。

▶ PET扫描是如何运用于观测治疗癌症的?

全身的PET扫描可以检测出癌症。虽然PET扫描并不能够治疗癌症，但是它可以检测癌症治疗的效果，评价肿瘤治疗方法的好坏。通过PET扫描可以观察到细胞和肿瘤的生化活性，可以检测到治疗后肿瘤的生化反应。

▶ 人们可以观测到心脏或者大脑的血液流动情况吗?

PET扫描可以提供流向心肌和大脑的血液流动情况的信息。它们可以辅助评价冠心病的指征以及心脏某些部位功能减弱的原因。脑部的PET扫描可以检测出肿瘤或者其他神经源性疾病，包括特定的行为障碍。利用PET扫描研究大脑，可以确定癫痫发作时、阿尔茨海默病、帕金森氏病以及中风时受到影响的大脑组织部位。另外，PET扫描还可以用来确定健康大脑进行某些活动时涉及的部位的情况。

▶ 磁共振是什么？

磁共振（NMR）是指特定原子的原子核从外磁场吸收能量的过程。科学家们利用磁共振观察镜可以确定未知的复合物，检测不纯物质，研究分子的形态。这项技术利用了不同原子吸收电磁能量的频率不同的原理。

▶ 磁共振成像技术是什么？

磁共振成像技术（MRI）有时也被称为核磁共振成像技术（NMR），是一种无创性、非电子性的诊断技术。在检测小肿瘤、阻塞血管或者椎间盘损伤中有着重要的作用。因为它没有利用放射性物质，所以经常被用于不能承受X射线的放射性患者的检测中。

强大的电磁束的能量穿过体内，使得体内的氢原子发生共振。这个过程可

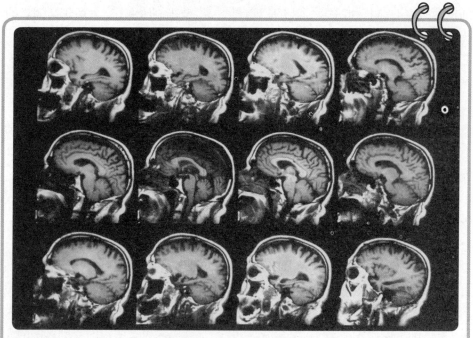

磁共振成像技术是一种对组织损害很小的成像技术，而且它可以显示出X射线技术不能显示的组织结构的变化。（iStockphoto.com/Christopher Pattberg Fotodesign）

以小的电信号产生出能量。计算机可以检测到这些信号，来自身体不同部位的信号不同，可以根据信号确定器官是否正常。信号的改变可以形成图像通过屏幕显示出来，影像学医生可以从图像中了解到机体的情况。

MRI与计算机X射线扫描仪的区别在于，大部分X射线研究不能够区分有生命的个体和无生命的个体，而MRI可以显示出有生命个体和无生命个体之间的具体差异。另外，MRI还可以区分健康组织和有疾病的组织，它比传统的成像技术，比如X射线成像或者CAT扫描技术都要更加敏感。

▶ 是谁最先利用磁共振成像技术进行诊断的？

利用MRI对患者体内肿瘤进行检测的想法，是1972年由雷蒙·达曼迪安（1936—　）首次提出并申请专利的。当今被广泛应用的MRI成像技术的理论基础是1973年由保罗·劳特布尔（1929—　）在《自然》杂志中发表文章首次提出的。劳特布尔和彼得·曼斯菲尔德（1933—　）因为在磁共振成像技术上的突出贡献，于2003年共同获得了诺贝尔生理学或医学奖。MRI的主要优点在于它不仅可以显示出软组织（比如器官）的清晰图像，而且还可以一种无创性（不会对身体造成伤害）的方法检测到动态的生理变化。MRI的缺点在于，它不能应用于所有的患者。比如，进行过植入手术的患者、安装了起搏器的患者或者装有脑部动脉瘤夹的患者，使用MRI进行检测时，植入的金属物质会因为机器的磁性而受到吸引，从而对机体造成损伤。

▶ 超声是什么？

超声，又被称为超声成像，是另一种3D计算机成像技术。利用超高频声波（持续0.01秒）的脉冲，超声可以形成物体的声呐图像。这项技术的原理类似于蝙蝠、鲸鱼以及海豚的定位方法。通过对回声波的测量，可以检测出物质的大小、形状、位置和性质（是固体、液体还是两者的混合物）。

▶ 为什么超声技术被广泛应用于产科？

超声技术是一项很安全、无创性的成像技术。与X射线成像不同，超声技术成像不使用电子射线发射。它可以显示出软组织的清晰图像，而X射线技术不能做到。超声技术不会对健康造成任何损伤（对母亲和未出生的胎儿都很安全），并且可以在必要时重复进行。

▶ 哪种影像学技术可以用来检查乳房组织诊断乳房疾病？

乳房成像技术是影像学中专门的一种技术，用于检查乳房组织、诊断乳房疾病，会使用小剂量的放射性物质穿过乳房。乳房成像技术在乳腺癌的早期诊断方面有着重要的意义。远早于患者或者医生能检查出肿瘤，利用乳房成像技术就可以检测出小肿瘤。

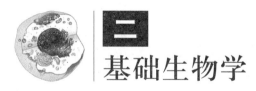

基础生物学

生物学中的化学

▶ 为什么化学对于研究人体结构那么重要呢?

宇宙万物都是由物质构成的。物质是有体积有质量的物体。自然界中的92种化学元素是形成各种物质的基础。人体内含有26种不同的元素。人体内连续不断的化学反应是身体中所有生理反应的基础,运动、消化、心脏的搏动、呼吸以及感觉和神经系统的反应都是依靠于体内的化学反应。

▶ 生命系统中有哪些重要的元素?

生命系统中的重要元素包括氧、碳、氢、氮、钙、磷、硫、钠、氯、镁和铁。这些元素在细胞内发挥着重要功能,所以是构成生命的基础。

人体内的重要化学元素

元素	在人体内的含量(%)	在 人 体 内 的 功 能
氧	65	构成水和大部分有机分子的基本元素,是生理反应的基础
碳	18	构成有机分子的基础
氢	10	构成有机分子和水的基础

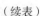

元素	在人体内的含量（%）	在 人 体 内 的 功 能
氮	3	构成蛋白质和核酸的基础
钙	2	骨骼的基本组成成分，神经和肌肉的基本组成成分，在凝血中起到重要作用
磷	1	构成细胞膜和能量储备分子的基础元素，构成骨骼、牙齿和神经组织的基础
钾	0.3	对神经功能、肌肉收缩以及体液中离子的平衡起重要作用
硫	0.2	某些蛋白质的组成成分
钠	0.1	体液中的重要离子，对神经功能起到重要作用
氯	0.1	体液中的重要离子
镁	微量	酶的辅助因子，对肌肉收缩和神经传导起重要作用
铁	微量	血红蛋白的基本组成成分

 ▶ 人体内磷的含量是多少？

人体内平均的磷含量大约是680克，其中85%储存在骨骼内。

▶ 为什么我们没有氧气就不能生存？

大部分生命物质都是需氧型的生物，也就是说，它们需要氧气将葡萄糖分解，产生三磷酸腺苷（ATP）——体内的能量物质。很多人都认为，人们需要氧气进行呼吸，实际上，人们需要氧气来回收有氧呼吸产生的副产物——电子和氢离子。

▶ 为什么水对于生物非常重要？

水在人体内发挥着很多重要的功能。比如，在消化过程中，水作为溶剂将大分子混合物分解成小分子。水还可以作为营养物质、废物、血液和细胞内物质的运输手段。水通过排汗和蒸发在温度调节过程中起到重要的作用。另外，水也是滑膜液的主要组成成分，滑膜液可以辅助关节平稳滑动。

▶ 人体内不同组织中水的含量是多少？

身体中62%的重量是水，每种组织中都含有水。

组　　织	在体内所占的重量（%）	水的含量（%）	所含水的体积-夸克（升）
肌肉	41.7	75.6	23.32（22.1）
皮肤	18	72	9.58（9.07）
血液	8	83	4.91（4.65）
骨骼	15.9	22	2.59（2.45）
大脑	2	74.8	1.12（1.05）
肝脏	2.3	68.3	1.16（1.1）
小肠	1.8	74.5	0.99（0.94）
脂肪组织	8.5	10	0.74（0.7）
肺	0.7	79	0.41（0.39）
心脏	0.5	79.2	0.3（0.28）
肾脏	0.4	82.7	0.24（0.23）
脾脏	0.2	75.8	0.12（0.11）

▶ pH值是什么？

pH值是指在液体中氢离子浓度的值，它是用来衡量溶液的酸度或者碱度的。pH值范围是0～14。中性的溶液pH值是7，pH值大于7的溶液是碱性的，pH值小于7的溶液是酸性的。pH值越小，溶液的酸性越强。因为pH值是一个对数值，所以pH值增加1，代表溶液的酸度增加10倍（溶液中氢离子的浓度增加10倍）。

pH值举例

溶　液　名　称	pH值大小	溶　液　名　称	pH值大小
盐酸、氯化氢	0.0	阴道液体	3.5～4.5
胃液（胃内的消化液）	1.2～3.0	番茄汁	4.2
柠檬汁	2.3	咖啡	5.0
葡萄汁、醋、葡萄酒	3.0	尿液	4.6～8.0
碳酸饮料	3.0～3.5	唾液	6.35～6.85
橘汁	3.5	牛奶	6.8
蒸馏水（纯净水）	7.0	胰液（胰腺分泌的液体）	7.1～8.2
血液	7.35～7.45	胆汁（肝脏分泌的辅助脂肪消化的液体）	7.6～8.6
精液（含精子的液体）	7.2～7.6	镁乳	10.5
脑脊液（与神经系统密切相关的液体）	7.4	碱液	14.0

生物复合物

▶ **人体内的主要生物有机分子是什么？**

人体内主要的生物有机分子包括碳水化合物、脂肪、蛋白质和核酸。这些分子都是代表生命的特征性分子，在能量的产生和储存、提供结构性物质以及储存遗传信息方面具有重要的意义。

▶ **碳水化合物是什么？**

碳水化合物是指由碳、氢和氧元素构成的化合物。碳水化合物的通用化学表达式是CH_2O，代表着氢的含量是氧含量的2倍。碳水化合物是细胞和细胞生命活动的主要能量来源。

▶ 碳水化合物如何分类？

碳水化合物被分为以下几类。单糖（由一个单位构成的糖）是按照分子中含有的碳原子的个数进行分类的：丙糖含有3个碳原子，戊糖含有5个碳原子，己糖含有6个碳原子。碳水化合物也可以按照分子的长度（单糖、二糖、多糖）或者功能划分。按照功能分类的话，碳水化合物可以分为储存能量的多糖（葡萄糖和淀粉）以及结构多糖（纤维素和几丁质）。

▶ 机体是如何利用碳水化合物的？

碳水化合物主要被用作能源物质。不同的碳水化合物有不同的功能。下面的表格列出了一些常用的碳水化合物以及它们的功能。

碳水化合物名称	类型	在 体 内 的 作 用
脱氧核糖	单糖	DNA；组成遗传物质的基本成分
果糖	单糖	参与碳水化合物在细胞内的代谢
半乳糖	单糖	位于大脑和神经组织
葡萄糖	单糖	机体的主要能源物质
核糖	单糖	RNA的组成成分
乳糖	二糖	奶糖，辅助钙的吸收
蔗糖	二糖	水解产生葡萄糖和果糖
纤维素	多糖	不能被身体吸收，但是它是体内重要的纤维，对于小肠内食物的正常运动起到重要作用
糖原	多糖	储存在肝脏内，如果身体需要能量的时候，糖原就会转化为葡萄糖
肝素	多糖	防止血液凝固
淀粉	多糖	人体内主要的营养物质

▶ 什么是脂类？

脂类是由碳、氢和氧元素构成的有机化合物，脂类中还含有其他元素，比如磷和氮元素。脂类含有的氢原子数通常是氧原子数的2倍。脂类不溶于水，但是可以被有机溶剂比如乙醚、酒精和氯仿溶解。脂类包括脂肪、油脂、磷脂、固醇和前列腺素。

▶ 脂肪和脂类的区别是什么？

脂肪是脂类的一种。每种脂肪分子是由甘油（酒精）分子和至少一个脂肪酸（含有酸基附着的碳氢链）构成。脂肪是储存能量的分子，在为机体提供能量来源方面起到重要作用。脂肪以三酰甘油，也被称为甘油三酯的形式储存在机体内。脂肪也在保温、保护机体和缓冲方面起到重要作用。

▶ 胆固醇是什么？

胆固醇也是脂类的一种，属于固醇类。固醇有着自己特别的结构。它们是由4个碳原子构成的环形结构融合在一起形成的。人体利用固醇来维持细胞膜结构和可塑性。胆固醇也是形成固醇类激素和胆酸的结构单位。

人们谈到碳水化合物时总会把它们和使我们发福的脂类饮食联系起来，但是适量摄入碳水化合物是维持我们生命的基础。（iStockphoto.com/Christopher Pattberg Fotodesign）

▶ 什么是酶？

酶是作为生物反应催化剂的一种蛋白质。它可以降低代谢反应所需的能量（活化能）。不同的酶在不同的温度和酸性条件下发挥着不同的功能。比如，口中的淀粉酶在胃里的酸性环境中就不能发挥催化作用；在胃里将蛋白质分解成小分子的胃蛋白酶，在口腔的环境里不能发挥作用。没有酶，胃就不能通过消化食物获得能量。

▶ 最常见的酶缺失的情况是什么？

乳糖耐受，是由于不能吸收乳糖（奶中的糖分）造成的，是最常见的酶缺失的情况。6-磷酸葡萄糖脱氢酶缺失引起的机体紊乱更加严重，它会使红细胞破裂（溶血）。这种酶缺失的患者在全球有2亿多人，大部分位于地中海、西非、中东和亚洲东南部地区。

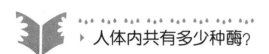 人体内共有多少种酶？

科学家们为人体内大约5 000种酶进行了命名，但是人体内的酶总共有2万多种，甚至更多。代谢途径需要多种酶相互配合完成上百种复杂的反应。

▶ 蛋白质是什么？蛋白质的作用是什么？

蛋白质是由很多被称作氨基酸的小分子亚单位构成的复杂的大分子。所有的蛋白质都包含有碳、氢、氧和氮元素，有时候还会含有硫、磷和铁元素。人体如果没有蛋白质就不能存活。所有代谢反应所需要的酶都是蛋白质。蛋白质对于肌肉组织的结构也相当重要，它们担当着转运和信号接收的任务。

蛋白质种类	功 能 举 例
防御蛋白	对外界侵入机体的物质产生的抗体
酶	增加反应的速度，构建分子或者将分子裂解
激素蛋白	胰岛素和胰高血糖素，控制血糖
受体蛋白	细胞表面的分子，使细胞对外界信号发出反应
储存蛋白	为代谢过程储存必要的氨基酸
结构蛋白	肌肉、皮肤、毛发的主要成分
转运蛋白	血红蛋白将氧气从肺转运到各个细胞

细　　胞

▶ **典型的哺乳动物细胞的化学成分是什么?**

分　子　成　分	占细胞总重量的百分比（%）
水	70
蛋白质	18
磷脂和其他脂类	5
各种小的代谢产物	3
多糖	2
无机离子（钠、钾、镁、钙、氯等）	1
RNA	1.1
DNA	0.25

▶ **什么是细胞器?**

　　细胞器（通常被称为"小器官"）存在于所有真核细胞中。它们有独特的、膜包裹的细胞结构，具有特定的功能。真核细胞内含有几种细胞器，包括细胞核、线粒体、叶绿体、内质网和高尔基复合体。

▶ **真核细胞的主要组成成分是什么?**

结　　构	描　　　　　　述
细胞核	
细胞核	由双层膜包裹的大型结构
核仁	细胞核内的特殊物质，是由RNA和蛋白质构成的

结　　　构	描　　　　　　　　述
染色体	由DNA和蛋白质的复合体构成,这个复合物被称为染色质,在细胞分裂后形成杆状结构
胞质细胞器	
细胞膜	细胞外的膜结构
内质网（ER）	内膜的网状结构,穿行于细胞质内
滑面内质网	外表面缺乏核糖体
粗面内质网	外表面附着有核糖体
核糖体	由RNA和蛋白质构成的小颗粒,有些附着在内质网上,有些散落分布在细胞质内
高尔基复合体	一组扁平的膜状囊构成
溶酶体	膜性囊（存在于动物体内）
液泡	膜性囊（大部分位于植物、真菌和藻类）
微粒体（比如过氧化物酶体）	膜性囊,内含有多种酶
线粒体	由两层膜构成的囊,内膜折叠形成嵴,包裹着线粒体基质
色素体（比如叶绿体）	双层膜结构构成,包裹着内部的内囊体膜,叶绿体的内囊体膜里含有叶绿素
细胞支架	
微管	由微管蛋白构成的亚单位组成的空心管状结构
微丝	实心、杆状结构,由肌动蛋白构成
中心体	位于细胞中心的一对空心的圆柱状结构,每个中心体都是由9个微管三联体构成的（9×3的结构）
纤毛	细胞表面伸出的相对短小的物体,外表面由质膜包裹,是由中央的二联体和外周的9个微管构成的（9+2的结构）
鞭毛	是由中央的二联体和外周的9个微管构成的细长的结构,突出于细胞表面,由质膜覆盖

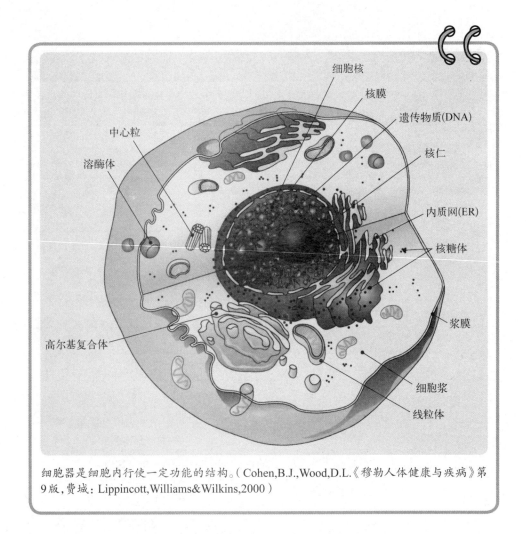

细胞器是细胞内行使一定功能的结构。(Cohen,B.J.,Wood,D.L.《穆勒人体健康与疾病》第9版,费城:Lippincott,Williams&Wilkins,2000)

▶ **所有的人体细胞都只有一个细胞核吗?**

　　大多数真核细胞都只有一个成形的细胞核。红细胞是人体内唯一没有细胞核的细胞。

▶ **细胞核的主要组成成分是什么?**

　　细胞核是真核细胞内最大的细胞器,是细胞遗传信息的储藏室,也是遗传信息表达的控制中心。细胞核的核膜是由两层膜构成的（内膜和外膜），核膜包裹着细胞核。核孔是细胞核核膜上小的开口，可以进行细胞核与细胞质之间的分子交换。核仁是细胞核内的重要结构。核质是细胞核内黏稠的液态物质。另外，细胞内含有DNA的染色体也位于细胞核内。

▶ 人体内细胞中含有的DNA量是多少？

如果将一个人体细胞内的DNA（脱氧核糖核酸）展开并首尾相接，它们的长度会达到大约6.5英尺（2米）长。平均每个人体内数亿的细胞总共含有1 000亿～2 000亿英里（1600亿～3200亿千米）长的DNA。如果一个人体内所有细胞内的DNA都展开的话，长度可以达到在地球与太阳之间往返五百多次。

▶ 细胞核内的DNA是如何分布的？

DNA（脱氧核糖核酸）是细胞核内由蛋白质包裹着形成一种纤维结构，被称为染色质。随着细胞准备分裂生殖，细长的染色质纤维就会浓缩，形成短粗的独立结构，被称为染色体。

▶ 什么是染色体？

染色体是细胞内的一种杆状结构，内含DNA和细胞的遗传物质。在原核细胞中，染色体全部由DNA组成，并且外层没有核膜包裹。在真核细胞中，染色体位于细胞核内，包含有DNA和RNA（核糖核酸）。

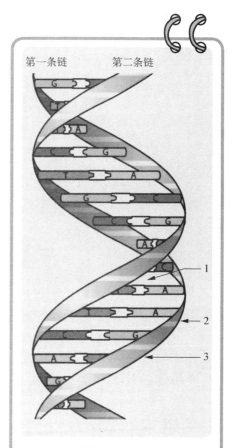

第一条链　　　第二条链

1
2
3

DNA分子是由4种分子的序列构成的，图中，C代表胞嘧啶，G代表鸟嘌呤，A代表腺嘌呤，T代表胸腺嘧啶，1代表氢键，2代表磷酸基团，3代表脱氧核糖。（插图来自Premkumar K.的《解剖学和生理学联系图谱》，Baltimore；Lippincott,Williams&Wilkins,2004）

▶ 溶酶体是什么？

溶酶体是由比利时生化学家克里斯蒂安·德·迪夫（de Duve 1917—　）于20世纪50年代初首先发现的，它是一种膜包裹的囊状结构，内含有多种分解酶。分解酶可以将所有主要类型的大分子进行裂解，这些大分子包括蛋白质、碳水化合物和核酸。在细胞的一生中，溶酶体酶会将陈旧的细胞器分解，为新形成的细胞器提供更多的空间。溶酶体可以使细胞不断地更新自己，防止细胞毒素的过多积累。

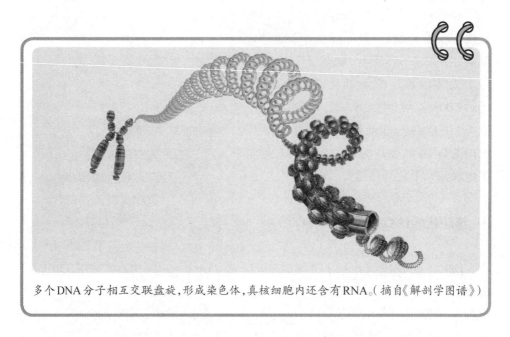

多个DNA分子相互交联盘旋，形成染色体，真核细胞内还含有RNA。（摘自《解剖学图谱》）

▶ 线粒体是什么？

线粒体是一种可以自我复制的、由双层膜包裹的、位于所有真核细胞胞质中的细胞器。线粒体的外膜平滑，而内膜折叠形成很多层次，被称为嵴。线粒体对于蛋白质合成以及ATP和脂类的生成等代谢过程有着极其重要的作用。

▶ 细胞内有多少线粒体？

不同的细胞内含有线粒体的数目是不同的，在1～10 000间变化。但是平均一个细胞内大约含有200个线粒体。人体肝脏内的每个细胞都有一千多个线粒体。如果细胞需要高能量的话,比如肌肉细胞,那么它其中就会含有更多的线粒体。

▶ 什么是ATP?

三磷酸腺苷(ATP)是细胞所需要的能量物质。ATP能够提供能量的秘密

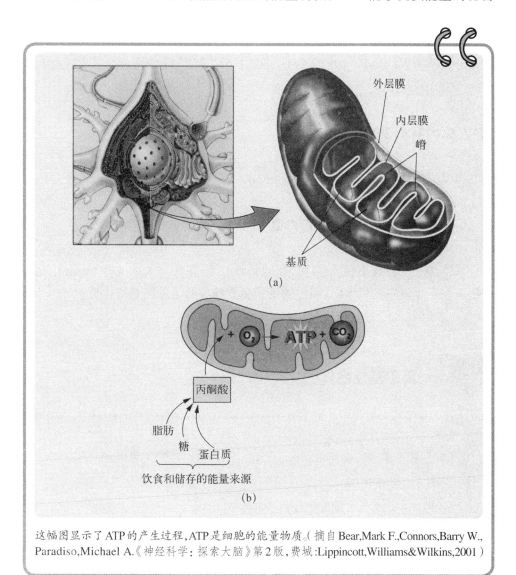

(a)

(b)

这幅图显示了ATP的产生过程,ATP是细胞的能量物质。(摘自 Bear,Mark F.,Connors,Barry W.,Paradiso,Michael A.《神经科学:探索大脑》第2版,费城:Lippincott,Williams&Wilkins,2001)

源于它的结构。ATP含有3个带负电的磷酸基团。当外层的两个磷酸基团之间的化学键断裂时，ATP就会变为ADP（二磷酸腺苷）。这个反应可以释放30.51千焦/摩尔（7.3千卡/摩尔）的ATP，这对于一个细胞来说，已经是相当大的能量了。

▶ 人体需要多少ATP呢？

人体内每个细胞每分钟估计需要10亿～20亿的ATP，粗略计算一般人的身体每分钟所需大约是1×10^{23}的ATP。在24小时内，人体细胞会产生大约441磅（200千克）的ATP。

▶ 人体内有多少个细胞？

科学家们估计，人体内有50万亿～100万亿个细胞。

▶ 人体内不同细胞的平均寿命是多少？

人体是一个自我更新的机体。粗略估计一下，每小时大约有2 000亿个细胞死亡。在一个健康的机体内，凋亡的细胞会立即被新生的细胞所代替。

▸ 高尔基复合体的功能是什么？

高尔基复合体（也称为高尔基体），是1898年由意大利组织学家卡米洛·高尔基（1843—1926）首次发现的，它是一个由多层扁平的膜结构折叠构成的结构。在细胞中起到组装细胞产物的作用。在细胞里，它收集原料，然后将它们组装成一个个小泡，输送到细胞的另一些部位或者细胞外被人体利用。

细 胞 类 型	平 均 寿 命	细 胞 类 型	平 均 寿 命
血细胞:红细胞	120天	克隆细胞	3～4天
血细胞:淋巴细胞	大于1年	肝细胞	500天
血细胞:其他白细胞	10个小时	皮肤细胞	19～34天
血细胞:血小板	10天	精子细胞	2～3天
骨细胞	25～30年	胃细胞	2天
脑细胞*	终生		

*脑细胞是人体内唯一的一种在人的一生中不会分裂的细胞。脑细胞或者终生存在,或者因为某些原因凋亡,但不会被新的细胞代替。

组　　织

▶ 上皮组织位于身体的哪些部位?

上皮组织,又称为上皮(来自希腊语epi,意思是"……之上"及希腊语thele,意思是"乳头"),覆盖于身体内表面和外表面的每一个部位。皮肤的外层(即表皮)是典型的上皮组织。上皮组织的其他例子包括肺上皮、肾小管上皮和消化系统内表面的上皮,如食管、胃和小肠的上皮。上皮组织还包括呼吸系统的上皮。

▶ 上皮组织的不同形态和功能是什么?

上皮组织是由多层扁平细胞构成的。这些细胞要么是单层排列,要么是多层排列,可以根据细胞层数确定。单层上皮只有一层细胞,而复层上皮是由多层细胞构成的。上皮组织的形态有多种,可以是鳞状的,可以是立方体的,或者是柱形的。鳞状细胞是扁平的四方形的细胞。立方体形细胞是四方形或者立方体形。柱形细胞是紧密排列的圆柱形的细胞,它们的长度要大于宽度。上皮组织有两个面:一面紧紧地附着在被附着的结构上,而另一面则是游离的。上皮组织形成了一道屏障,可以允许一定的物质进出,但也会阻止其他物质进出。

▶ 人体内不同类型的上皮组织都位于哪些部位?

不同类型的上皮组织依据它们的特点,分布于身体的不同部位。

上皮组织的类型	主要部位	主要功能
单层鳞状上皮	位于淋巴管、血管、心脏、肾脏的肾小球囊、肺泡(肺中的小气囊)、腹膜的黏液膜、胸膜、心包和阴囊内	可以允许物质通过特殊的渗透表面进入或滤过细胞
单层立方上皮	位于很多腺体以及腺体的导管内、卵巢表面、晶状体内表面、视网膜色素上皮	分泌和吸收
单层柱状上皮	胃、小肠、消化腺和胆囊内	分泌、吸收、保护、润滑;纤毛和黏膜相结合可以清除外界的异物
复层鳞状上皮	表皮、阴道、口和食管、肛门、尿道远端	保护
复层立方上皮	汗腺导管、皮脂腺以及卵巢和睾丸内的上皮	分泌
复层柱状上皮	位于潮湿的表面,比如咽部、软腭的鼻表面、喉部的一部分、输尿管和唾液腺的外分泌管以及乳腺	分泌和运动

▶ 什么是基底膜?

基底膜是由很多小纤维和上皮细胞产生的非活性多糖物质构成的一层薄膜。它将上皮组织紧紧贴附于结缔组织之上。基底膜可以为组织提供有弹性的支持力,并且是物质滤过和扩散的重要屏障的组成成分之一。

▶ 上皮组织内含有血管吗?

上皮组织内没有血管分布。氧气和其他营养物质,都是通过基底膜,由结缔组织中的毛细血管内渗透到上皮组织中的,而废物也可以由上皮组织渗透到结缔组织内的毛细血管中。

▶ 上皮组织多久更新一次？

上皮细胞在人的一生中不断更新增殖。表皮（皮肤的表层）每2周就要被更新一次，而胃内的上皮细胞每2～3天就要被更新。呼吸道的上皮每5～6周被更新一次。肝脏是由上皮细胞构成的腺体，被手术切除一部分后可以很快增殖恢复至原来的大小。

▶ 哪种类型的上皮组织不能被划分到典型的上皮组织类型中？

假复层柱状上皮、移行上皮和腺上皮很难被划分进典型的上皮组织类型中。假复层柱状上皮位于气管、支气管和细支气管以及部分男性生殖道内，它的所有细胞都与基底膜紧密相连，但是并非所有的细胞都会伸展到游离面。它被称为假复层，是由于它给人以复层的假象，因为细胞核位于不同的水平线上，而实际上是单层结构。

移行上皮位于泌尿道，包括输尿管、膀胱、尿道、肾脏的肾盂内。细胞的形态因器官所含的液体量不同而不同。比如，当膀胱内储存了大量的尿液时，细胞就会伸展成为扁平的鳞状形态。当膀胱尿液排空时，细胞就会成为立方形或者柱状。

腺上皮细胞是专门合成、储存和分泌化学物质的，比如分泌唾液或者消化液。这些腺体都被称为外分泌腺。

▶ 什么是腺体？

腺体是由分泌细胞或者由上皮组织分化形成的多细胞结构构成的，通常与上皮组织相连。它们是专门进行合成、储存以及分泌化学物质的结构。腺体可以被分为内分泌腺和外分泌腺。内分泌腺没有导管，但是可以将分泌物直接释放进细胞外液。分泌物进入毛细血管内，之后被血液运输到靶细胞和身体的其他地方。

外分泌腺有导管，它们可以将分泌物运输到身体表面。黏液、唾液、汗液、耳垢、油脂、乳汁和消化酶就是典型的外分泌腺的分泌物。

人体内唯一的单细胞外分泌腺是什么？

杯状细胞或者称为黏液细胞，是人体内唯一的单细胞外分泌腺。它位于小肠的黏膜上及消化系统、呼吸道的其他器官黏膜上和眼结膜上。杯状细胞可以分泌富含碳水化合物的糖蛋白，即黏蛋白，黏蛋白会以厚重的起润滑作用的黏液的形式被分泌到器官外。

▶ 外分泌腺是如何分类的？

外分泌腺是单细胞或多细胞的结构。多细胞外分泌腺可以是单腺体或者复合腺体。单腺体是指那些只含有一个不成束状分布的导管的腺体，而复合腺体是指那些含有多只束状分布的导管的腺体。

▶ 结缔组织的独有特点是什么？

结缔组织的细胞广泛地分布于各个部位，细胞间被一种称为基质的无生命细胞外物质充填。基质在不同类型的结缔组织中有着不同的形态，有的是液体，有的是胶样物质，有的是固体。

▶ 结缔组织的主要类型是什么？它们的功能是什么？

结缔组织的主要类型包括：1. 疏松结缔组织；2. 脂肪组织；3. 血液；4. 胶原，有时也被称为纤维或致密结缔组织；5. 软骨；6. 骨。

疏松结缔组织，也被称为间隙组织（来源于拉丁语areola，意思是"开放的空间"），是一种由分散的细胞构成的结构，这些细胞位于由疏松的网状纤维构成的基质中。很多纤维是由很强韧的蛋白质构成的，被称为胶原。疏松结缔组织位于皮肤下以及器官之间。它起到了连接和组装物质成分的功能，主要作用是为固定其他组织和器官提供有力的支持。

　　脂肪组织是由疏松结缔组织中的大量脂肪细胞构成的。每个脂肪细胞都储存了大量的脂滴，当有脂肪储存时，脂滴就会膨胀起来，而当脂肪被人体消耗用来提供能量时，脂滴就会皱缩。脂肪组织的作用是缓冲、吸收冲击以及减少身体的热损失。

　　血液是一种疏松结缔组织，它的基质是一种被称为血浆的液体。血液是由红细胞、白细胞和血小板构成的，其中血小板是由骨髓细胞脱落的小碎片形成

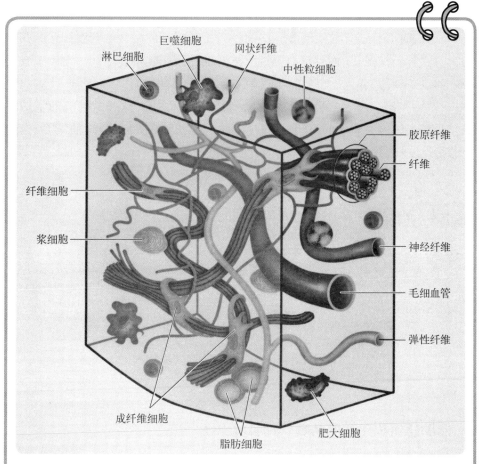

人体含有很多类型的结缔组织，它们以纤维和细胞的形式存在于人体的各个部位。（插图来源于 Eroschenko, V.P.,Ph D.《迪菲奥雷组织学图谱》;《功能学关联》第9版；Baltimore: Lippincott,Williams&Wilkins,2000）

的。血浆内也含有水、无机盐、糖、脂肪和氨基酸。血液大约含有55%的血浆和45%的其他组成元素。血液将物质由身体的一个部位运输到另一个部位,并在免疫系统中起到非常重要的作用。

胶原(来源于希腊语kola,意思是"胶水"及希腊语genos,意思是"下降"),是一种致密的结缔组织,也被称为纤维结缔组织。胶原的基质是由致密的胶原纤维构成的。人体内有两种胶原:普通胶原和特殊胶原。普通致密结缔组织的胶原纤维是平行排列的。联合肌肉和骨骼的肌腱和连接骨骼的韧带就是典型的普通致密结缔组织。不同器官的外膜,比如肾脏和肌肉的外膜,属于特殊致密结缔组织。

软骨(来源于拉丁文,意思是"软骨")是胶样基质内富含胶原纤维的结缔组织。软骨不仅强壮,而且富有弹性。软骨的作用是支持和缓冲。它位于脊椎骨之间、环绕着关节(比如膝盖的末端)以及位于鼻和耳内。

骨是一种坚硬的结缔组织,是由深埋于钙盐中的胶原纤维构成的基质组成。骨是人体内最坚硬的组织。骨骼系统中的大部分是由骨组成的,为肌肉的附着提供支持,并保护内部的器官。

▶ 吸脂术可以减少体内脂肪组织的含量吗?

吸脂术是将体内部分脂肪组织移除的一种成型外科手术,可以塑造更纤细的身材。但是,它并不是解决肥胖的一种方法,因为体内还会有新的脂肪组织形成。

◉ 脂肪组织位于体内的哪些部位?

脂肪组织存在于身体的很多部位,并且在人体内占据18%的重量。脂肪组织位于腹股沟皮肤下方、两侧、臀部和乳房。在眼球后方、肾脏周围和腹部、臀部也有分布。

▶ 褐色脂肪与白色脂肪的区别是什么？

白色脂肪（或称为脂肪组织）是储存营养物质的。褐色脂肪也称为褐色脂肪组织，消耗其中的营养物质为人体产生热量，保持人体体温。人们称它为褐色脂肪是因为它的颜色是深的，这是由于每个脂肪细胞内含有大量的线粒体造成的。婴幼儿体内的褐色脂肪组织分布于肩膀侧缘、颈部周围和腹壁前。

▶ 哪种类型的癌症会发生在哪种类型的组织中？

不同类型的癌症会发生在不同类型的组织中。癌也许是最常见的恶性肿瘤的类型，是上皮组织的恶性肿瘤。肉瘤是产生于肌肉和结缔组织内的恶性肿瘤。白血病是血液的恶性肿瘤。淋巴瘤是网状结缔组织的恶性肿瘤。

▶ 体内所有软骨都是一样的吗？

人体内有3种类型的软骨：1. 透明软骨；2. 弹性软骨；3. 纤维软骨。透明软骨（来源于希腊语hyalos，意思是"玻璃"）是人体内最常见的软骨。它是透明的、梨形的、蓝白色的形态，很像玻璃。透明软骨很坚硬，但是很有弹性，可以减少骨表面之间的摩擦。透明软骨位于肋骨和胸骨的末端、长骨的末端、鼻的顶端以及呼吸道的整个通路上。

软弹性软骨与透明软骨相似，但是弹性软骨更有弹性和可塑性。它是需要

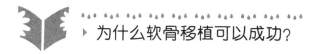

为什么软骨移植可以成功？

软骨内不含血管。氧气、营养物质和细胞废物均由特殊的可渗透性基质渗透进出。软骨移植之所以能取得成功，就是因为移植细胞内的异体蛋白质不能进入受体的血液循环系统中，从而引起免疫反应。但是，因为软骨内没有血液供应，软骨的愈合过程要比一般愈合过程漫长得多。

反复弯曲折叠的组织最好的选择。弹性软骨形成外耳的耳郭结构，并且还位于听道和会厌处。

纤维软骨通常位于透明软骨和韧带或者肌腱的相交处。它位于膝盖的接合处、盆骨的耻骨之间及脊椎骨之间。它可以有效地防止骨与骨之间的直接接触。

▶ 疏松结缔组织内液体的积聚可以造成什么影响?

疏松结缔组织内液体的积聚可以造成水肿，也就是受影响部位的肿胀。

▶ 肌肉组织的三种类型是什么?

人体内有3种类型的肌肉组织：1. 平滑肌；2. 骨骼肌；3. 心肌。肌肉组织是由很多细长的被称为肌肉纤维的细胞构成的束状结构组成的，主要功能是进行收缩。肌肉组织可以使机体进行运动，就像是体内的物质运动一样。

▶ 锻炼可以增加肌肉细胞的数目吗?

成人骨骼肌细胞的数目是一定的，所以锻炼并不能增加肌肉细胞的数目。但是，锻炼可以使已有的骨骼肌细胞伸长。

▶ 神经组织中的细胞类型是什么?

神经元是一种特化的细胞，它可以产生并传导冲动或者神经信号。神经元是由胞体、树突和轴突构成的，胞体内含有细胞核，并与树突、轴突这两种胞质延伸结构相连接。树突是细长的、树状分支的延伸结构，用来接收信号。轴突是管状的延伸结构，从胞体向外传递神经冲动至另一个神经元。神经组织也需要有支撑细胞，被称为神经胶质细胞或胶质细胞，这些支撑细胞为神经元提供营养，隔绝树突和轴突，使信号传递的速度更快。

▶ 神经组织中有多少种不同类型的神经元?

人体内有3种不同类型的神经元：1. 感觉神经元；2. 运动神经元；3. 中间

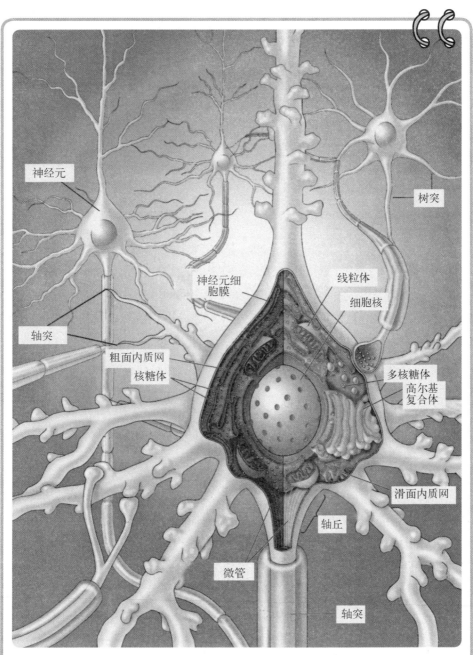

神经细胞的基本结构。(摘自 Bear,Mark F.,Connors,Barry W.,and Paradiso,Michael A.《神经科学：探索大脑》第 2 版。费城：Lippincott,Williams&Wilkins,2001)

神经元（也称为连接神经元）。感觉神经元将感觉器官（眼睛、耳和皮肤表面）的冲动传导到中枢神经系统。运动神经元将中枢神经系统的冲动传导到肌肉或者腺体。中间神经元既不是感觉神经元也不是运动神经元。它们可以整合信息，使机体进行复杂的行为。中间神经元包含中枢神经系统内的大多数神经元。

▶ 哪种组织的再生能力最强?

上皮组织和结缔组织都有着非常强的再生能力。当受到小的损伤时，上皮组织和结缔组织通常会利用正常组织使伤口愈合。肌肉组织的再生能力非常有限。纤维结缔组织通常会取代受损的肌肉组织。这样造成的结果是，受损的器官会损失全部或者部分功能。神经组织的再生能力更弱。尽管脑外和脊髓外的神经元有时候可以以非常慢的速度增殖，但是大部分脑内和脊髓内的损伤都会引起永久性损伤而不能够修复。

▶ 什么是髓磷脂?

髓磷脂是一种白色的脂肪组织，它可以形成神经轴突外面包裹的绝缘层。在外周神经系统中，髓磷脂是由少突胶质细胞（支持细胞的一种特殊的类型）重复的折叠形成的。每个细胞的突起都会形成髓磷脂鞘的一部分。每个施万细胞之间或者少突胶质细胞之间的间隙，是轴突形成的一个被称为朗飞节的结构。神经传导在有髓神经纤维上传导更快，因为神经传导会在朗飞节的部位跨越到下一个神经元细胞。因为这个原因，这种传导被称为飞跃式传导。

▶ 人体内最长的细胞是什么?

神经元是身体内最长的细胞。有的神经元可以达到39英寸（99厘米）长。

▶ 人体内最长的神经是什么？

坐骨神经，从脊髓延伸到两条腿的后方，是人体内最长的神经。坐骨神经的直径大约有0.78英寸（1.98厘米），与一根铅笔芯差不多粗。

▶ 人体内最重的组织是什么？

肌肉组织占据了人体大约50%的重量，结缔组织占据了45%的重量。其余5%的重量被分配于上皮组织和腺体（3%）以及神经组织（2%）中。各种组织结合在一起形成人体内的各种器官和系统。

▶ 损伤的组织可以被修补吗？

组织对损伤或其他伤害的反应可以分为两个步骤：1. 炎症反应；2. 再生，重新恢复内稳态。炎症也称炎症反应，是在受损伤部位产生红、肿、热、痛的反应。受损伤的部位会被隔离开，受损的细胞和危险的微生物会被清除掉。在第二个阶段——再生中，受损组织会被替代，或者被修复，使其恢复正常的功能。再生是在炎症反应的清除过程还没有结束时就开始了。

▶ 脓是什么？

溶酶体可以释放酶，分解受损伤的细胞，并且对周围的组织有损伤。脓是脱落碎屑、液体、死亡和即将凋亡的细胞以及坏死组织的积聚物。脓肿是脓液在一个密闭的组织空间内的积聚。

▶ 结痂是如何形成的？

当伤口较深或较大时，大量的纤维结缔组织填塞住伤口的裂隙，结痂就形成了。当细胞损伤扩展时结痂也会形成，大量的纤维物质一直存在，不会被正常组织所替代。

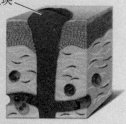

血块

即刻反应：血块形成，
脱落的碎屑覆盖住伤口

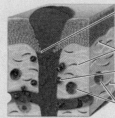

基底部上皮细胞
迁移到伤口周围

成纤维细胞

中性粒细胞

胶原纤维

扩张的血管

2~3小时后：早期炎
症反应使边缘愈合

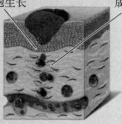

上皮细胞生长　　　成纤维细胞
活跃

2~3天后：巨噬细胞将血块清除。
成纤维细胞活性增强，上皮细胞
生长使伤口吻合

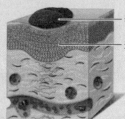

结痂

表皮增厚

10~14天后：结痂形成：上皮
组织生长基本完成，伤口的边
缘被纤维组织联合起来。但是
伤口处仍然很脆弱

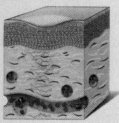

数周之后：结痂组织仍然处于
充血状态，边缘的结合生长较
好，但是仍然不够坚韧

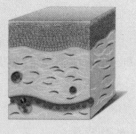

数月至数年之后：几乎没有瘢
痕了；胶原组织通过酶的作用
进行重构，血流恢复正常

损伤上皮组织的结痂和愈合过程。(摘自 Premkumar K.《解剖学和生理学联系图谱》
Baltimore: Lippincott,Williams&Wilkins,2004)

细胞的膜结构

▶ **细胞的膜结构有哪几种不同的类型？**

细胞膜结构是由上皮组织构成的薄层结构，通常与下方的结缔组织紧密相连。在机体内，膜结构可以覆盖、保护或者分隔其他的结构或者组织。膜结构有4种类型：1.表皮膜结构；2.浆液膜结构；3.黏液膜结构；4.滑液膜结构。

表皮膜结构是指皮肤。皮肤是由复层鳞状上皮（表皮）构成的，它紧紧地贴附于下方的致密结缔组织（真皮）之上。与其他的膜结构不同，因为它需要暴露在空气之中，所以表面很干燥。

浆液膜结构（浆膜）是由单层鳞状上皮（间皮）构成的，在下方支持浆液膜结构的是一层结缔组织。这种湿润的膜结构位于腹腔内密闭的内部分隔处。浆液膜结构可以分为三种类型：1.胸膜，位于胸膜腔内，覆盖于肺的上方；2.腹膜，位于腹膜腔内，覆盖于腹部脏器上方；3.心包膜，位于心包腔内，覆盖于心脏上方。

黏液膜结构（黏膜）是由上皮组织（通常是复层鳞状上皮或者单层柱状上皮）构成，位于下方的疏松结缔组织之上，疏松结缔组织被称为固有层（来源于拉丁文，意思是"某物自身的一层"）。黏膜位于身体的腔隙内，这些腔隙与外界相通，比如消化系统、呼吸系统、生殖系统和泌尿道。机体自身的分泌物可以保持黏膜的湿润。

滑液膜结构是由结缔组织构成的。这些膜结构包绕着关节腔，分泌滑液填充关节腔隙。滑液可以润滑骨骼末端，使骨骼可以更好地运动。

▶ **当腹腔内的液体积聚时会发生什么情况？**

腹腔内异常的液体积聚往往是因为感染或者慢性刺激引起的。每种浆膜都会受到感染或者炎症的影响。胸膜炎是由胸膜腔的炎症引起的；心包炎是心包的炎症；腹膜炎是腹膜的炎症。

内 稳 态

▶ 什么是内稳态?

内稳态(来源于希腊语homois,意思是"一样的"以及希腊语stasis,意思是"保持不变")是指处在不断变化的外环境中,人体保持内部的平衡和稳定的一种状态。几乎人体内发生的一切反应,无论是肾脏对血液的滤过,将大量的水分和废物移除,还是肺与心脏、血管和血液共同工作,将氧气运送至全身各处并且将废物从体内排出,都是为了维持内稳态。

▶ 是谁定义了"内稳态"这个名词?

沃尔特·布拉德福特·坎农(1871—1945)进一步加强了克劳德·贝尔纳(1813—1878)提出的"内环境"的概念,首次使用"内稳态"这个名词来形容人体保持内环境相对稳定的能力。

▶ 维持内稳态的必要的三元素是什么?

内稳态的三元素是指感觉器、整合器和效应器。这3种元素相互作用维持内稳态的稳定。感觉器是一种可以检测到环境中信号刺激变化的细胞。大脑是整合信息、收集反应的中枢。肌肉和腺体是效应器,可以产生反应。

▶ "负反馈"是如何作用于内稳态的维持的?

负反馈是一种细胞反应过程,它类似于空调机的原理:空调机设定在一定的温度上,当环境空气温度到达这个设定温度时,空调机就会停止做功。负反馈是内稳态过程的一部分,通过负反馈,细胞可以利用合成产物的方式为机体最迫切的需求保存能量。

▶ 利用负反馈的方式维持内稳态的最好例子是什么?

维持血糖水平的正常是负反馈维持内稳态最好的例子。当血糖水平下降时,机体会产生反应使其上升。如果血糖水平升高了,机体就会产生反应使其下降。每种反应都是一种负反馈形式,因为这些反应都是对起初的刺激产生相反的效应。

▶ "正反馈"系统是什么?

正反馈系统是一种刺激系统,因为起初的刺激产生的反应会被加强而不会被减弱。刺激会不断迅速增强,直到整个过程停止。

▶ 在人体的系统内,正反馈的现象常见吗?

在人体内,正反馈的现象并不常见,因为它会打乱内稳态。比如,如果体内出现了对于血糖降低的正反馈,那么血糖水平就会持续降低,不会停下来,结果人的生命就会受到威胁。

▶ 在人体内,正反馈的控制环路的典型例子是什么?

孕妇分娩时,子宫会不断地收缩。正反馈的反应就会增加子宫的收缩频率。婴儿出生后,这种正反馈反应就会停止。

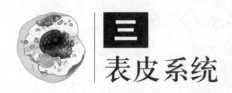

三 表皮系统

简　介

▶ 表皮系统都包含哪些器官?

表皮系统(来源于拉丁文integere,意思是"覆盖")包括皮肤、毛发、腺体和指甲。表皮系统的主要功能是为机体提供保护屏障,可以使体内的脏器与外界不断变化的环境相隔离。

▶ 平均每个人的皮肤面积有多大?

平均每个人的皮肤面积大约是20平方英尺(1.9平方米),大约重5.6磅(2.5千克)。皮肤是人体内最大、最重的器官,占据了人体大约4%的重量。

▶ 一年内有多少的皮肤会被更新?

平均每个人,无论男女,每小时会有大约60万单位的皮肤被更新,每年重约是1.5磅(680克)。根据这个数字计算,70岁的人,大约要更新105磅(47.6千克)的皮肤,这相当于一个人体重的2/3。

▶ 平均每平方英寸（6.5平方厘米）的皮肤内的结构是怎样的？

平均每平方英寸（6.5平方厘米）的皮肤内含有20英尺（6.1米）长的血管、77英尺（23.5米）长的神经，以及一千多个神经末梢。除了血管和神经外，每平方英尺的皮肤内还有645个汗腺、65个毛囊以及97个皮脂腺。

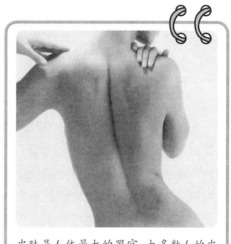

皮肤是人体最大的器官，大多数人的皮肤有大约20平方英尺（1.9平方米）。

▶ 皮肤上有多少个细菌？

每平方英寸（6.5平方厘米）的皮肤内含有大约3 200万个细菌。总体来说，平均每个机体表皮上含有超过1 000亿个细菌，而这些细菌大部分都是无害的。

皮 肤 结 构

▶ 皮肤可以分为哪些不同的层次？

皮肤是一种组织膜结构，是由上皮层和结缔组织层构成的。皮肤的上皮组织外层是表皮，结缔组织内层是真皮。真皮上的基底膜将这两层有机地分隔开。表皮和真皮都位于结缔组织支持层和脂肪细胞构成的皮下组织上。支持层具有弹性，可以使皮肤移动、伸屈，而脂肪细胞起到了缓冲的作用，可以抵抗外界的损害和过多的热量损失。

▶ 疣是如何产生的？

疣是一种非癌性的肿物，是因为上皮细胞不受控制的生长造成的，通常是由于人类乳头瘤病毒引起的。疣可以通过切除基底细胞内的病毒进行治疗，也可以切除部分的皮肤、冷冻皮肤或者用化学物质杀死病毒的方法治疗。

▷ 在表皮中有哪些特化的细胞？

含量最大的特化细胞是角质细胞，它可以产生一种粗糙的、纤维样的、防水的蛋白质，被称为角质蛋白。角质化是一种生理过程，细胞可以形成角质纤维，变硬。在大部分的身体内，角质化过程都很少，但是手掌和脚掌外层通常会有一层很厚的、无生命的角化细胞。黑色素细胞也是一种特化细胞，在表皮内数量比角质细胞少，它可以产生黑色素。黑色素在颜色上可以从黄色到棕色甚至黑色，它可以决定人体皮肤的颜色。

▷ 皮肤中黑素细胞的数目有多少？

平均每平方英寸（6.5平方厘米）的皮肤内含有6万个黑素细胞。

▷ 皮肤的颜色是由什么决定的？

皮肤的颜色是由3种因素决定的：1. 表皮内的黑素的含量、种类（黄色、红棕色或者黑色）；2. 表皮和皮下组织内的胡萝卜素（黄色）的含量；3. 真皮内血细胞中与血红蛋白（红细胞色素）结合的氧气的量。皮肤颜色大部分是由遗传基因决定的。皮肤颜色的不同不是因为每个人含有的黑素细胞的数目不同，而是因为黑素细胞产生的黑素量不同，以及色素颗粒的大小和分布不同。尽管深色皮肤的人比肤色浅的人黑素细胞含量多，但是表皮中黑素的分布水平高低才是最终决定人们肤

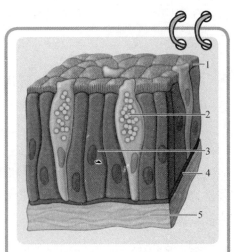

单层纤毛柱状上皮。1. 微绒毛；2. 杯状细胞；3. 吸收细胞；4. 基底膜；5. 结缔组织

色的原因。

▶ 血氧水平是如何影响皮肤颜色的？

当血液中的氧气是饱和的状态时，血红蛋白就会使皮肤显现出浅粉色。当血液中缺少氧气时，血红蛋白就会显现出深红色，使皮肤的颜色变成青色。

▶ 白化病是什么？

白化病是因为缺乏产生黑素的能力而造成的一种遗传性疾病。患有白化病的人不仅皮肤中缺少色素，而且在毛发和眼睛内也缺少色素。

▶ 雀斑对人有危险吗？

雀斑是长在皮肤上的棕褐色的小

这个婴儿患有先天性白化病，皮肤色素缺乏。（插图摘自《斯特德曼的医学辞典》第27版。Baltimore:Lippincott.Williams& Wilkins, 2000）

点，是由于局部皮肤内黑素增加造成的。雀斑的生长有一定的遗传倾向，父母长有雀斑的通常会遗传给孩子。雀斑通常长在脸上、胳膊上以及身体其他暴露在阳光照射的部位。雀斑本身没有危险，但是易长雀斑的人患皮肤癌的概率会略高。

▶ 老年斑是什么？

老年斑（也被称为太阳斑、肝斑或者着色斑）是由于长时间暴露在阳光照射下造成的。老年斑是皮肤上扁平的、不规则的棕色斑点，通常位于40岁以上成年人的手、颈部和面部。老年斑并没有什么危险性，不是癌性的。

▶ 表皮细胞的更新速度是多少？

表皮内不含血管，也就是说表皮没有血液供应。这就解释了为什么一个人可以每天都有很多皮肤碎屑脱落，但除非划破了皮肤否则不会出血。新生的表皮细胞是从表皮的最深处生长出来的，也就是生发层细胞，然后它们向上生长，最终成为最外层的一部分，会按照一定的时间脱落更新。平均每25～30天整个表皮就会更新一次。

▶ 真皮可以分为哪两个部分？

真皮是由致密结缔组织构成的，内含血管、神经和表皮附属物。真皮可以分为两个部分：乳头层和网状层。乳头层有突起，形成指纹。

▶ 指纹是何时形成的？

在妊娠13周的时候，胎儿就可发育形成表皮外的突起，这些突起最终会形成指纹。指纹越长越精细，在妊娠21～24周的时候，指纹就会生长成与成年时相同的样式。

▶ 双胞胎的指纹相同吗？

不相同。即使同卵双胞胎指纹也是不同的，尽管它们看起来很相似，但专家们还是可以区分出来。研究表明，即使在克隆个体中，指纹也是不同的。

▶ 是谁首先利用指纹来确定人们的身份的？

首先利用指纹来确定人们身份的要归功于弗朗西斯·高尔顿（1822—1911）。但是，爱德华·亨利爵士（1850—1931）进一步发展了弗朗西斯·高尔顿的这个想法，从而根据指纹的不同形式于1901年在英国建立了一个系统。亨利首先在苏格兰建立了指纹识别系统，将其命名为指纹识别部门。今天，FBI档案中的指纹数量已经高达2.52亿个，而1924年时只有81万个。

约翰·迪林格和罗斯科·皮兹是如何设法改变他们的指纹的?

约翰·迪林格(1903—1934)用酸烧毁了他的指纹,想通过移除手指上的突起来永久地改变他的指纹。他失败了,重新生长出来的指纹与原来的指纹一模一样。还有另外一个人利用更加疯狂的方法想改变他的指纹,这就是美国的一个罪犯,名叫罗斯科·皮兹,他做了一个整形手术,将手指第一指节处的皮肤移除,并将其胸部的皮肤移植到他的手上。但是调查者还是可以从其指纹和掌纹中区分出他是否是罪犯。

什么是皮肤纹理学?

皮肤纹理学是研究指纹的科学,可以识别出3种基本的指纹模式。这3种指纹模式分别是弓形、环形和斗形纹。弓形纹的突起部分由手指的一侧伸展到另一侧,中间是突起向上的曲线。环形纹中突起在一侧,在中央围成一个环,然后又回到起始的那一侧。斗形纹是一个圆圈的形式。皮肤纹理学在医学、人类学和犯罪学中有着广泛的应用。

指纹可以被永久改变或者消除吗?

一个人的指纹在一生中始终是一样的,不会发生变化。小的切口或者磨损,或者一些皮肤疾病,比如湿疹或者银屑病,可以造成一时指纹的紊乱,但是随着伤口的愈合,指纹会恢复到原来的样式。皮肤上更严重的损伤如果伤及真皮,则会留下伤疤,这就会改变指纹的分布形式,但是检查损伤周围的皮肤可以发现,指纹还是一样的。

指纹是如何应用于计算机保险的?

近来随着科学技术的发展,人们利用视频扫描和固态读卡器等软件设备去分析指纹的样式,从而与计算机注册用户的指纹进行对比,使网络系统的用户合法化。价格低一些的设备错误认可率小于25/100万,错误拒绝率小于3%。这项技术可以替代密码应用于计算机用户及个人账户的连接和自动柜员机,还可以应用于信用卡和网络交易。

▶ 皮肤的哪一层可以用来估量人体的脂肪?

就如同建造房屋要有地基,皮肤也需要皮下组织的支持。皮下组织是指真皮下的一层在脂肪细胞内的结缔组织层,它紧紧地附着在下方的肌肉和骨骼上。皮下组织是皮肤中可以用来估量人体脂肪含量的一层。皮肤和皮下组织都位于特定的部位,皮肤皱褶和皮下脂肪的厚度可以测量。皱褶厚度越厚,体内脂肪总量越多。

▶ 真皮中含量最多的细胞是什么?

真皮中含量最多的细胞是成纤维细胞,它可以产生各种纤维,包括坚实的胶原纤维和弹性纤维,维持皮肤的强韧和弹性。

▶ 体内含量最丰富的蛋白质,即连接我们的皮肤的蛋白质叫什么名字?

连接我们皮肤的蛋白质叫作胶原蛋白。

▶ 真皮中还有什么其他的结构?

真皮中其他的一些结构包括:
毛发——发根位于真皮层内,发干位于皮肤表面。
油脂腺——也叫做皮脂腺,这些腺体可以分泌油性物质,湿润皮肤和毛发,并且可以使皮肤和毛发变软。

汗腺——汗腺可以辅助调节人体的体温。

血管——它们可以为表皮和真皮提供营养物质,并且将废物移除。

神经末梢——神经末梢可以提供有关外界环境的信息。

▶ 皮肤有多厚?

皮肤的厚度是有所变化的,机体的不同部位厚度不同。皮肤的平均厚度是0.05英寸(1.3毫米)。身体的皮肤最薄的部位是眼睑,还不到0.002英寸厚(0.05毫米)。而体内皮肤最厚的部位是背部上方(0.2英寸即5毫米)。

▶ 厚的皮肤和薄的皮肤有什么区别?

定义皮肤的厚薄是根据表皮的厚度决定的。身体的大部分区域是被很薄

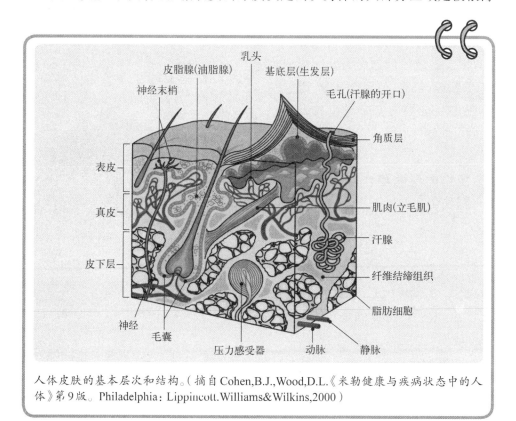

人体皮肤的基本层次和结构。(摘自 Cohen,B.J.,Wood,D.L.《米勒健康与疾病状态中的人体》第9版。Philadelphia:Lippincott.Williams&Wilkins,2000)

的皮肤覆盖的，大约有0.003英寸（0.08毫米）厚。其中含有毛囊、皮脂腺和立毛肌。厚的皮肤中的表皮大约是普通覆盖身体表面的皮肤厚度的6倍。厚的皮肤内不含毛发、平滑肌或者皮脂腺。手掌、指尖和脚心处薄层皮肤会被很多角化的角质层细胞所覆盖。

▶ 皮肤上的水泡是如何形成的？

表皮和真皮通常通过基底膜相互紧密地连接在一起。但是，如果遇到烧伤或者磨伤，比如穿着不合脚的鞋子就会造成表皮和真皮相分离，引起水泡的形成。

▶ 结痂是如何形成的？

结痂是由伤口渗出的血块和干燥的组织液构成的。结痂可以在皮肤细胞快速分裂使伤口愈合的时候，有效地抑制受伤处细菌进入皮肤。最终，结痂会脱落（通常在1周或2周内），新的上皮组织会覆盖住伤口。

▶ 烧伤时皮肤哪一层会受到损伤？

烧伤可以是放射性物质、化学物质或者电子物质产生的热量造成的。有两种因素决定烧伤的严重性：烧伤的深度和烧伤的面积。烧伤可以分为三度：

一度烧伤——皮肤发红、疼痛，但是不会出现水肿或者水泡，比如太阳晒伤，仅仅损伤到表皮。

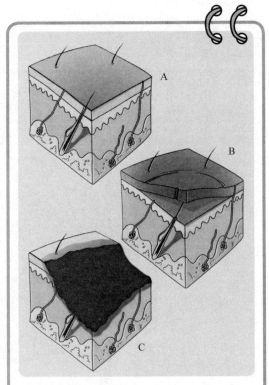

A. 一度烧伤：皮肤表面呈现粉色或者红色；B. 二度烧伤：皮肤出现水泡；C. 三度烧伤：皮肤表面严重烧伤，甚至一部分被烧毁。

二度烧伤——皮肤发红、疼痛,还会产生水泡。二度烧伤不仅伤及表皮还会损伤到真皮的上层。

三度烧伤——烧伤造成的疼痛非常严重,皮肤发白或者呈现坏死的景象。三度烧伤不仅仅伤及皮肤全层,还包括血管和神经末梢。三度烧伤后皮肤不会再生。皮肤受损会影响机体储存体液的能力。

▶ 表皮细胞癌和表皮黑素瘤有什么区别?

表皮细胞癌(基底细胞和鳞状细胞)是皮肤癌中最常见的类型。它是起源于表皮深层内的非色素上皮细胞。皮肤癌常发生于肤色较浅的长时间暴露于日照下的人群。表皮细胞癌可以是不突起的,也可以是突出皮肤的,一般都较硬、较干燥,而且下方是红颜色的。这种类型的癌症生长速度缓慢,可以通过外科手术切除或者放射性治疗彻底治愈。

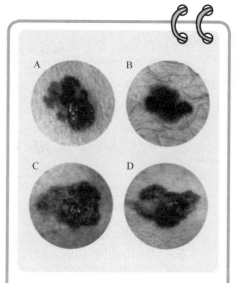

检查是否是黑素瘤时,医生们通常会注意以下几点:A.对称性;B.边缘;C.颜色;D.直径。

黑素瘤是由黑色素细胞发展形成的,颜色从棕色到黑色或者从灰色到蓝色均有可能。恶性黑素瘤的外周是不规则、不平滑的,通常是起伏不平的。与表皮细胞癌不同,黑素瘤通常与日照无关。表皮黑素瘤通常会起源于正常的皮肤或者皮肤上的痣。皮肤上的损伤部位会水平生长,但也会加厚,垂直生长进入皮肤,侵入更深层的组织。如果黑素瘤在它侵入深层组织之前就切除的话,它的生长也许会停止。一旦它垂直生长进入深层组织层时,就很难治愈了,而且生存率很低。

▶ 人皮肤上长痣的可能性有多大?

每个人都会长痣,它是皮肤上的色素斑。平均每个人皮肤上会有10~40

颗痣。

▶ **在检查皮肤上是痣还是表皮黑素瘤时的"ABCD"原则是什么?**

ABCD指的是:

A是指对称性——斑点或痣的两侧生长不对称。

B是指边缘不规则——斑点的边缘不光滑,有缺口。

C是指颜色——色素斑生长的区域颜色不同,有的是黑色的,有的是棕色、蓝色或者红色的。

D是指直径——斑点的直径超过0.25英寸(6.35毫米),或者比一支铅笔后面的橡皮直径大。

皮 肤 功 能

▶ **皮肤的功能是什么?**

皮肤有不同的重要功能。皮肤可以提供保护功能,使机体免受损伤(比如擦伤)以及脱水。因为外层皮肤细胞是没有生命的角化的细胞,所以皮肤是防水的,这样也可以防止液体(水分)的丧失。当人浸入水中时,皮肤的防水功能还可以防止水分进入机体。皮肤是细菌和病毒的屏障,对于身体温度的调节起到重要的作用。皮肤还是合成非活性维生素D的部位。另外,皮肤内还包括接受触觉、震动觉、疼痛和温度的受体。

▶ **皮肤细胞是如何合成维生素D的?**

维生素D对于骨骼的生长和发育有着极其关键的作用。当紫外线(UV)照射在皮肤细胞内的脂质物质时,复合物就会形成维生素D。位于赤道和低纬度地区的人们皮肤颜色较深,可以抵抗长期直接暴露于紫外线照射下的损伤。住在高纬度地区的人们,因为高纬度地区紫外线照射较弱,而且持续时间不长,所以皮肤颜色较浅,使得他们的维生素D合成能力最强。在冬天时,位于高纬度地区的人们体内的维生素D的合成,通常会只局限于暴露于日照的皮肤处。

黑色素沉积的增加,常见于居住在低纬度地区的人们,产生的维生素D的量较少。在这些地区,人们很容易患有维生素D缺乏,因为低纬度地区很多部落的传统服装都是覆盖于全身的,这使得皮肤不能暴露于紫外线照射下。大部分布料都可以有效地吸收由紫外线 β 射线产生的辐射。

▶ 细胞是如何角化的?

皮肤的表皮层不断被更新。随着替代的细胞不断地接近表皮的表面,会产生角质蛋白(来源于希腊语keras,意思是"角"),即一种坚韧的蛋白质。细胞转变为角质蛋白,这个过程使得细胞核和细胞器裂解,直到它们完全消失。当细胞核裂解时,细胞就不能行使新陈代谢的功能。当细胞到达皮肤的表层时,它们就会失去活性,成为主要由角质蛋白构成的细胞。

▶ 所有的复层鳞状上皮都会被角质化吗?

复层鳞状上皮的细胞核和细胞器在潮湿的环境中(比如口腔、食管、阴道和角膜内)不会裂解,即使细胞到达表层也不会裂解。这种组织被称为未角质化的复层鳞状上皮。

▶ 在组织培养中上皮细胞以多快的速度生长?

一块1.2平方英寸(7.7平方厘米)的表皮可以在3～4周内生长到以前的5 000倍,几乎可以完整地覆盖一个成人的表面。

▶ 皮肤在调节人体温度上是如何起作用的?

皮肤是参与维持机体核心温度的众多器官之一,机体的核心温度就是指靠近机体中央的温度。皮肤和内部器官中的温度感受器会监测核心温度,并将信号传递至大脑中下丘脑处的调控中心。

当核心温度下降至调定点以下时，下丘脑会产生以下的反应：

1. 发射出更多的神经冲动到皮肤内的血管，使血管收缩，这样可以限制皮肤的血流，减少热量的损失。

2. 刺激骨骼肌，引起肌肉的收缩（即引起寒战）产生热量。

当核心温度升高超过调定点时，下丘脑会产生以下的反应：

1. 传递更少的神经冲动到皮肤内的血管，使其扩张，增加流向皮肤的血流，增加热量的散失。

2. 激活汗腺，当汗液从皮肤表面蒸发时，可以带走身体的大量热量。

谁最先培养了表皮细胞？

1974年，哈佛大学医学院的哈佛·格林教授发现了在实验室培育上皮细胞的合适条件。表皮适合生长于实验室的玻璃容器内，因为它是由一种细胞构成的——即上皮细胞。

▶ 鸡皮疙瘩的作用是什么？

当皮肤上出现鸡皮疙瘩时，皮肤就会产生小的皱褶，这是皮肤内肌肉纤维收缩的结果。这种肌肉的活动会产生更多的热量，增加人体的温度。

▶ 哪种皮肤细胞参与免疫系统的功能？

表皮中的角质细胞可以辅助免疫系统，它可以产生一种类似激素的物质，刺激某些白细胞（比如T淋巴细胞）的生长发育。T淋巴细胞可以抵御致病的细菌和病毒的侵犯。

指　　甲

指甲是表皮的附属物，是位于手指和脚趾末端的保护性覆盖物。每个指甲都是由甲板覆盖在甲床的皮肤表面构成的。指甲底端白色的、很厚的、半月形的区域是指甲生长最旺盛的区域。指甲和毛发一样，是没有生命的角质化的细胞。

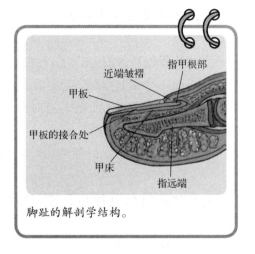

脚趾的解剖学结构。

▶ 手指甲以多快的生长速度生长？

健康的指甲生长速度大约是每月0.12英寸（3毫米）或者每年1.4英寸（3.6厘米）。大约需要3个月，整个手指甲才可以被全部更新。

▶ 所有的手指甲生长速度都一样吗？

大拇指的指甲生长速度最慢，中指指甲的生长速度最快，因为手指越长，指甲的生长速度越快。

▶ 手指甲和脚趾甲的生长速度一样吗？

手指甲的生长速度要比脚趾甲的生长速度快一些。

▶ 手指甲和脚趾甲的厚度一样吗？

不一样。脚趾甲的厚度大约是手指甲厚度的2倍。

毛　发

▶ 毛发的主要类型是什么?

与表皮系统相关的毛发有3种主要的类型:

毫毛——身体上有很多毫毛覆盖。

终毛——厚重、颜色更深、有时会卷起的毛发,包括头上的头发、眼睫毛、眉毛,以及阴毛。

间毛——毛发的分布会发生改变,包括手臂和腿上的毛发。

▶ 人类的毛发与其他灵长类动物的毛发相比有什么特点?

总体来说,人类和大猩猩有着相同数量的毛囊,但是毛发的类型不同。大猩猩的毛发都是终毛,而人类大部分是毫毛。

▶ 人体有多少根毛发?

平均每个人有大约50亿根毛发。

▶ 平均每个人头上有多少根头发?

每个人头上头发的数量都不同。平均每个人头上大约有10万根头发(金发的人大约有14万根头发,深棕色头发的人大约有15.5万根头发,红头发的人大约只有8.5万根头发)。大部分人每天都会脱落50～100根头发。

▶ 一年里头发会长多长?

每根头发的生长速度大约是每年9英寸(23厘米)。

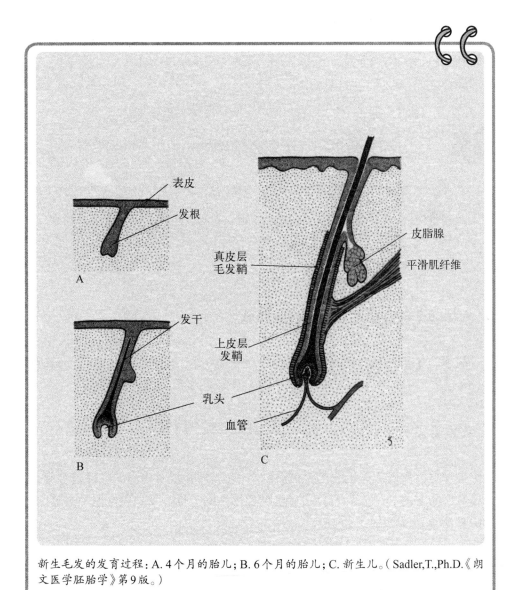

表皮
发根

真皮层
毛发鞘

上皮层
发鞘

乳头

血管

发干

皮脂腺
平滑肌纤维

A

B

C

5

新生毛发的发育过程：A. 4个月的胎儿；B. 6个月的胎儿；C. 新生儿。(Sadler,T.,Ph.D.《朗文医学胚胎学》第9版。)

▶ 夏天或者冬天头发会长得快一些吗？

在夏天，人们的头发会比在冬天时生长速度快，是冬天时的10～15倍。这是因为气候温暖可以增加皮肤和头顶的血液循环，使毛发细胞得到更多的营养，刺激其生长。在寒冷的冬天，当血流用来温暖其他内部脏器时，人体表面的血液循环就会减慢，毛发细胞的生长就会变慢。

▶ 人死后，头发和指甲还会继续生长吗？

不会的。人在死后的12～18小时内，人体就开始发干。这使得手指尖部和面部的皮肤皱缩，因而造成了指甲和毛发生长的假象。

▶ 人体哪个部位的毛发生长速度最快？

胡须的生长速度要比身体其他地方的毛发生长速度快，大约是每年5.5英寸（14厘米），或者一生中可以生长到大约30英尺（9米）。

▶ 头发有没有生命呢？

头发是由发根部产生的角化蛋白细胞形成的，是没有生命的。随着细胞向远离发根的方向生长，发干也角质化，失去了生命活性。发根包含于一个鞘内，被称为发囊。

▶ 头发的颜色是由什么决定的？

基因通过指挥表皮黑素细胞分泌的色素的量和类型来决定头发的颜色。如果这些细胞产生的黑素量很大，头发的颜色就会加深。如果产生的色素量中等，头发就是棕色的。如果不产生色素，头发就会变白。有色素和没有色素的细胞混合在一起，头发的颜色就是灰色。另一种色素（毛发铁色素）只在红色头发中才存在。

▶ 为什么头发会变灰？

头发中的色素和皮肤中的一样也被称为黑素。头发中有两种类型的黑素：真黑素，呈深棕色或者黑色；棕黑色素，呈红黄色。它们都是由一种位于发根囊内的和皮肤外层底部或表皮内的黑素细胞分泌的。黑素细胞将色素与角化细胞结合，合成角化蛋白——头发的主要成分。当角化细胞最终死亡时，内部还保留有黑素。这样，头发和皮肤内存留的色素就会位于这些死亡的角化细胞内。灰色头发内仅仅是黑素含量较少，白色头发内不含有黑素。

但现在还不太清楚为什么头发的色素会丢失。在头发变灰的前段时间里，黑素细胞仍然存在，但是没有活性。之后，黑素细胞的数量就会减少。基因控制着黑素的沉积缺失。在一些家族中，很多人的头发在二十多岁的时候就会变灰。通常来说，在高加索人中50%的人头发会在50岁左右时变灰。但是，变异还是普遍存在的。未成年人的灰头发是遗传的，但是还与吸烟和维生素缺乏有关。头发变灰的最初阶段（从出生到青春期）通常是与不同的综合征有关，其中包括阅读困难。

 ▸ 刮胡子等摩擦会使毛发变得粗糙吗？

不会。人体的毛发在没有刮断时是弯曲的，末端很软。刮断的毛发在断端会感觉很坚硬。

▶ 毛发的大小和形状是由什么因素决定的？

眼睫毛又短又硬，头发又长又有弹性。当发干的形状是卵圆形的时候，头发就会呈波浪状；如果发干是扁平的呈丝带状的，头发就会是卷曲的。如果发干是圆形的,头发就会是直的。人们出生时的毛囊数是一定的,毛发是身体内生长最快的组织之一。头顶上的每个毛囊在人的一生中平均要生长约30英尺（9米）。

▶ 立毛肌是什么?

立毛肌是一种微小的、附着在毛囊上的平滑肌,在受到刺激时可以使毛发直立。

▶ 人体内生长毛发的区域受到什么物质的调控?

激素（尤其是雄激素）对于毛发的生长起着调控作用,比如成年人头顶、腋下、胸部和阴部的毛发。

▶ 脱发是指什么?

脱发是指头发脱落,有很多原因会造成脱发。男性的秃顶或者雄激素引起的脱发是遗传现象。斑秃的特点是某些部位斑状毛发脱落。最常见的是在儿童和年轻人中,而且男女都可能出现这种情况。

▶ 斑秃遗传吗?

斑秃是一种受性别影响的遗传现象。性别影响基因在男女体内均可以表现出来,但是斑秃在男性中更容易出现。男性斑秃是男性中秃顶最常见的原因。在男性中基因呈显性表达,而在女性中基因呈阴性表达。1/5的男性在20岁之后开始快速脱发,另外1/5的人不会脱发。其他的人会在很长时间内头发慢慢脱落。脱发的水平与男性体内的睾酮含量有关。

▶ 饮食和脱发之间有必然的联系吗?

有科学迹象表明,健康的饮食也可能引起脱发。减肥可能造成脱发,主要可能是因为营养缺乏。体内维生素A、D和B族维生素含量的改变,还有锌、镁、蛋白质和脂肪酸含量的改变都可以引起脱发。脱发也可以由压力、手术、妊娠,和年龄相关的激素量改变等因素造成。

法医通过人的头发可获得一个人的哪些信息?

　　一小撮头发就可以确定人的年龄、性别、使用过的药品和镇静剂(在过去90天内服用的),同时,通过DNA检测和样品比较,可以检测出这是谁的头发。

附 属 腺 体

◉ 表皮腺体的两种类型是什么?

　　两种表皮腺体都位于真皮中,是皮脂腺和汗腺。皮脂腺又称为油脂腺,位于除了手掌和脚心的其余皮肤各处。皮脂腺可以产生皮脂,它是一种油性物质和部分细胞成分的混合物,可以维持皮肤的柔软和湿润,防止毛发过于硬脆。另一种表皮腺体是汗腺,广泛分布于皮肤内,是调节机体热量的重要结构。

◉ 粟粒疹和黑头的区别是什么?

　　皮脂腺的导管通常开口于发囊,但是有时候会直接开口于皮肤表面。如果皮脂腺的导管被皮脂堵塞,就会在皮肤表面形成粟粒疹。如果积存的物质被氧化、变干,颜色就会加深,形成黑头。如果皮脂腺受到感染,就会造成皮肤上的丘疹,也就是常见的粉刺。

汗腺分为哪几种类型？

汗腺可以分为两种类型：外分泌腺和顶分泌腺。外分泌腺位于全身各处，数量相当多，主要是分泌汗液的。汗液是一种透明的分泌物，大部分由水组成，还含有某些无机盐，比如氯化钠、尿素和尿酸（代谢废物）以及维生素C。顶分泌腺主要位于腋窝和生殖器部位，通常与毛囊相连。这些汗腺在人们激动、害怕或者痛苦时分泌会增加。

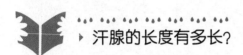

汗腺的长度有多长？

汗腺是位于真皮内的卷曲的小管，真皮是皮肤中间的一层。如果一个人的汗腺不是卷曲的，而是伸直的，那么汗腺就大约有50英寸（127厘米）长。总体上，汗腺的总长度是2 000英里（3 219千米）长。

人体内有多少个汗腺？

汗腺位于身体皮肤的各处。在腿上，每平方厘米的区域就有大约90个汗腺分布，在手掌和脚心处，每立方厘米就有400个腺体，在指尖处汗腺的数量更多。总体上，人体大约共有二百多万个汗腺。

外分泌腺是如何发挥生理作用的？

外分泌腺是机体温度调节机制的重要和有效的组成部分。这些腺体与神经末梢相伴，当外界温度或者体温升高时就会刺激汗腺分泌汗液。当汗液由皮肤表面蒸发，由液体转变为气体时，汗液就会带走机体大部分的热量。

▶ 外分泌腺共有多少个？

平均每平方英寸（6.5平方厘米）的皮肤含有650个外分泌腺。

▶ 当天气很热时，从皮肤散失的汗液大约有多少？

当天气很热时，人体内大约有7.4夸脱（7升）水分以汗液的形式从皮肤表面蒸发。我们的身体每天都要散失至少1品脱（0.473升）的汗液，即使是在我们不怎么活动的时候也是一样的。

▶ 为什么出汗时会有气味？

汗液本身是无味、无菌的，但是细菌会与汗液相互作用产生特殊的气味。

▶ 表皮系统中有多少个乳腺开口？

乳腺是特化的汗腺，位于乳房内。每个乳房含有15～25个乳腺小叶，之后继续分化为更小的小叶。每个小叶内含有腺泡，在腺泡中分泌乳汁，并且进入导管，通向乳头。乳汁只会在生育之后才产生。

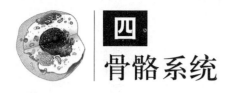

四

骨骼系统

简　介

▶ 谁首先开始研究骨骼的内部结构的？

英国科学家克莱布顿·哈弗斯（1650—1702）首先利用显微镜研究骨骼的内部结构。哈弗斯的研究和观察包括发现了手臂和腿的长骨骨干内并行的通道。这些通道使得血管得以在骨密质内部穿行，这些发现被命名为哈弗管。他还详细描述了关节软骨和关节滑液。另外，他还提出，围绕着骨骼的骨膜，对于骨内的生理反应十分敏感。这个发现直到250年后才得以确定。

▶ 骨骼系统的功能是什么？

骨骼系统既有结构上的功能又有生理上的功能。结构上的功能包括支持、保护和运动。骨骼系统可以形成刚性的骨架结构支持身体。骨骼还可以保护内部器官，比如大脑、心脏、肺和盆腔内的器官。肌肉附着在骨骼上，在关节部位起到了杠杆的作用，可以使关节运动。骨骼系统的生理上的功能包括产生血细胞以及提供、储存多种重要的矿物质。

▶ 人类骨骼是怎样划分的？

人类骨骼可以分为两个部分：中轴骨和附属骨。中轴骨包括身体正中的骨骼,附属骨包括上、下肢骨骼。

▶ 人体内多少的钙储存在骨骼里?

人体内大约99%的钙都储存在骨骼里。

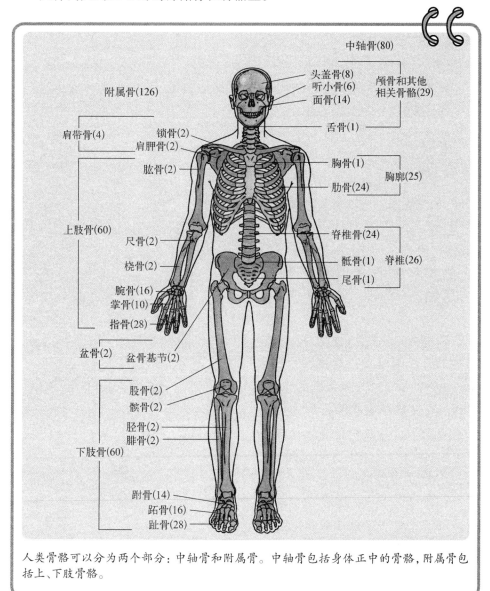

人类骨骼可以分为两个部分:中轴骨和附属骨。中轴骨包括身体正中的骨骼,附属骨包括上、下肢骨骼。

为什么钙对于人体很重要?

骨骼是由钙组成的。钙在酶的活性、支持细胞膜、肌肉收缩、神经系统功能和凝血中起重要的作用。如果日常饮食中不能提供充足的钙,那么就会由骨骼来释放钙,如果机体内钙过多,则会储存在骨骼中。

骨骼有多坚硬?

骨骼是自然界中最坚硬的物质之一。每立方英尺的骨骼可以支撑起至少1.9万磅(8 618千克)的重量,大约是5辆标准装载卡车的重量。这大概是水泥能承受重量的4倍。骨骼承受的重量与铝和钢承受的重量一样。但是,骨骼实际上比钢和加固的水泥更坚硬,因为相同大小的钢要比骨骼重4～5倍。

男性和女性的骨骼有什么区别?

男性和女性的骨骼有一些区别。男性的骨骼通常比女性的要大、要重。女性的颅骨通常线条更优美、更光滑。女性胸廓通常要更宽、更短,手腕要更细。男性和女性的骨盆有着很大的区别,这与怀孕、生育有关。女性的骨盆比男性的骨盆更宽、更浅,骨盆的开口更大、更宽,内部的开口呈圆形。男性耻骨之间的角度更锐利,使得男性的骨盆呈圆形、狭窄,几乎是一个心形。

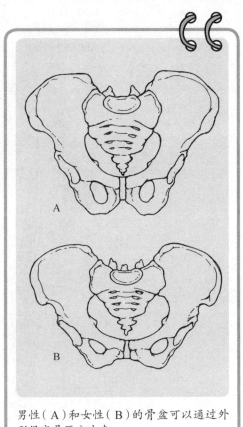

男性(A)和女性(B)的骨盆可以通过外形很容易区分出来。

骨骼基础知识

▶ 人体内有多少块骨头？

婴儿出生时有300～350块骨头，但是在出生后至成熟期之间，很多骨头都融合了，这样使得成人只有206块骨头。由于使用的计数方法不同，骨骼的数目也就不同，因为有些结构既可以被当作是多块骨头组成的，也可以被当作是由多个部分构成的一块单一的骨头。

骨骼的位置	数 量	骨骼的位置	数 量
颅 骨	22	肩带骨	4
听小骨（成对）	6	上肢（成对）	60
脊椎骨	26	盆 骨	2
胸 骨	1	下肢（成对）	60
肋 骨	24	总 计	206
喉 部	1		

▶ 骨骼的主要类型是什么？

骨骼可以分为4种主要类型：长骨、短骨、扁骨和不规则骨。每种骨骼的名字都反映了骨骼的形状。另外，骨骼的形态反映了骨骼的结构功能。不属于这4种类型的骨骼包括籽骨和跗骨。

▶ 长骨的特点是什么？

长骨的长度比其宽度要大。长骨就像是杠杆一样，可以通过肌肉收缩被拉动。杠杆原理使其可以带动身体运动。长骨的典型例子是股骨（大腿骨）和肱骨（上肢骨）。某些长骨（比如手指和脚趾内的一些骨头）相对较短，但是它们的总长度仍然要比宽度大。

▶ 身体内最长的骨是什么?

股骨(即大腿骨)是身体内最长的骨。股骨平均有1.5英尺(45.72厘米)长。记载的最长的股骨达到了2.49英尺(75.89厘米)长。它来自一名身高8英尺(2.44米)的德国人,这位巨人于1902年在比利时逝世。

▶ 短骨与长骨在长度上相比较有什么区别?

名词中的"长"和"短"并非指的是骨头的长度。短骨的长度、宽度和厚度在三维空间上几乎是一样的,但是短骨的形状不规则。短骨基本上都覆盖于关节表面,使得一块骨头相对于另一块运动。身体内的短骨只有手腕处的腕骨和脚腕处的跗骨。

▶ 身体中最小的骨是什么?

位于中耳内的镫骨是身体内最小的骨。它只有大约0.000 4盎司(0.011克)重。

▶ 扁骨真的很扁平吗?

扁骨一般很薄,或者是卷曲的而不是扁平的。扁骨的典型例子是形成头盖骨的骨骼、胸骨、肋骨和肩胛骨。大多数扁骨的弯曲结构可以保护内部器官。而肩胛骨是一个例外,它是肩带的组成部分。

▶ 不规则骨的特点是什么?

不规则骨的形状复杂、不规则,不能划分入其他的骨骼类型内。很多不规则骨都很短、很扁、不光滑或者有突起,从其他骨骼突出的部分深入其中。不规则骨的典型例子是脊椎骨、面部和头颅的很多骨头以及髋骨。

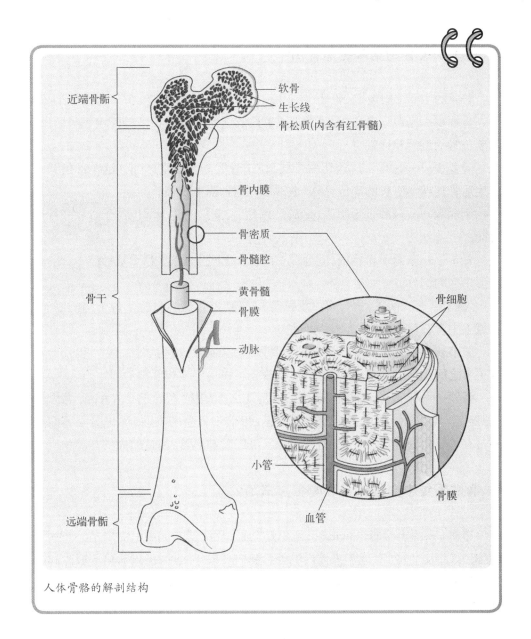

近端骨骺

软骨

生长线

骨松质(内含有红骨髓)

骨内膜

骨密质

骨髓腔

黄骨髓

骨膜

动脉

骨干

骨细胞

小管

血管

骨膜

远端骨骺

人体骨骼的解剖结构

▶ 籽骨的独有特点是什么?

与芝麻籽的形状类似,籽骨位于韧带内部沿着长骨生长。它们通常位于膝盖骨内(髌骨也属于籽骨)、手掌和脚掌内。籽骨位于身体内26个不同的部位,但是每个人体内的籽骨数都不同。

▶ 典型的长骨的结构是怎样的?

长骨的主要结构包括:骨骺、骨骺板、干骺端、骨干、骨髓腔、关节软骨和骨膜。

骨骺——来源于希腊语,意思是"生长依赖处",这种松散的骨组织呈圆形,位于长骨的近端和远端。

骨骺板——它是一层透明软骨层,位于骨骺和干骺端之间。这个部位是人出生后骨骼继续生长的部位,所以也常被称为骨骺生长板。

干骺端——来源于希腊语 meta,意思是"之间"。这个部位位于骨骺和骨干之间。

骨干——来源于希腊语,意思是"在……之间生长"。骨干是骨骼中长的圆柱形中空的部分。

骨髓腔——来源于拉丁语,意思是"骨髓"。骨髓腔是位于骨干内的腔隙,在成人中含有黄骨髓(大部分是脂肪)。

关节软骨——覆盖于骨关节部位骨骺表面的薄层透明软骨。它可以辅助减少关节之间相互运动引起的摩擦,使得骨头可以更好地相互滑动。

骨膜——来源于希腊语 peri,意思是"……周围"及希腊语 osteon,意思是"骨骼"。骨膜是一种白色粗糙的纤维膜,覆盖于骨骼的表面,无论骨骼表面是不是有关节软骨覆盖。骨膜内含有神经、淋巴管和血管,为骨骼提供营养物质。

▶ 骨骼系统中血细胞是在哪里生成的?

造血(来源于希腊语 hemato,意思是"血"及希腊语 poiein,意思是"产生")或称为红细胞生成,在成年人体内的红骨髓内。成年人的红骨髓,位于股骨和肱骨的近端骨骺、某些短骨以及脊椎骨、胸骨、肋骨、盆骨和颅骨内,它是所有红细胞、血小板和某些白细胞产生的部位。

▶ 什么是特化的骨骼细胞?

骨骼中的4种特化的细胞是:骨原细胞、成骨细胞、骨细胞和破骨细胞。

骨原细胞——来源于希腊语 osteo,意思是"骨骼"及希腊语 genes,意思是"生长"。骨原细胞可以演变为成骨细胞或者破骨细胞。

成骨细胞——来源于希腊语osteo和blastos,意思是"出芽或者生长"。成骨细胞可以形成骨骼。成骨细胞分泌构成骨组织的胶原和其他有机化合物。随着基质包绕成骨细胞,这些细胞被它们的分泌物包裹,之后就演变成了骨细胞。

骨细胞——来源于希腊语osteo和cyte,意思是"细胞"。骨细胞是成熟骨组织中的主要组成细胞。

破骨细胞——来源于希腊语osteo和klastes,意思是"分解"。破骨细胞是多核的、巨大的细胞,通常位于骨骼被吸收的部位。

▶ 骨密质和骨松质的区别是什么?

骨组织可以根据骨组织内空隙的大小和分布被分为骨密质和骨松质。骨密质是一种坚硬的致密的组织,内部几乎没有空隙。骨密质可以起到保护和支持作用。大部分长骨是由骨密质构成的。相反,骨松质内含有很多空隙。骨松质是由细小如针样的不规则的框架结构构成的,这些不规则的框架结构被称为骨小梁(来源于拉丁文trabs,意思是"大梁")。大部分扁骨、短骨和不规则骨是由骨松质构成的。

▶ 骨骼是如何生长的?

骨骼通过成骨过程形成和发育。有两种成骨过程:膜内成骨和软骨内成骨。膜内成骨是直接在纤维结缔组织内形成骨,膜内成骨的典型例子是颅骨、下颌骨和锁骨的形成。

软骨内成骨,来源于希腊语endo,意思是"在……之内"及希腊语khondros,意思是"软骨",是指由软骨转变成骨的过程。骨骺板内的软骨细胞不断生长,进入干骺端,然后被重吸收,由骨组织所替代。软骨内成骨的典型例子是长骨的形成,比如股骨和肱骨的形成。

▶ 平均多少岁时骨骼的生长完全成熟了?

不同骨的干骺板的骨化时间和骨骼融合的时间有所不同。下表列出了不同的骨平均的骨化时间。

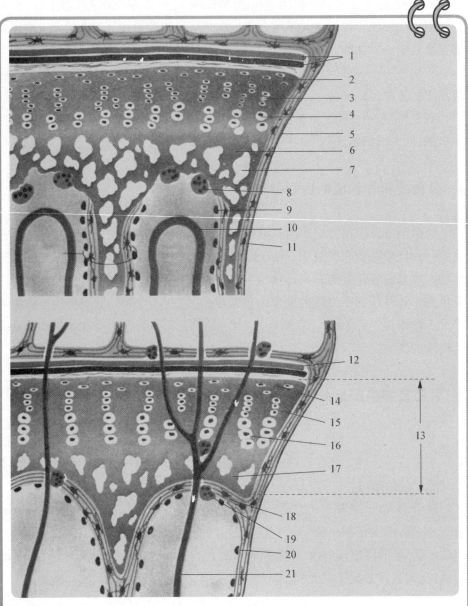

软骨内成骨是使软骨形成坚硬的骨骼的过程。1. 骨骺端的动脉和静脉；2. 储存的软骨；3. 增生的软骨；4. 肥大的软骨；5. 骨膜；6. 钙化的软骨；7. 中空的软骨细胞间隙；8. 破骨细胞；9. 成骨细胞；10. 血管环；11. 骨细胞；12. 为骨骺板提供营养的营养动脉；13. 生长板；14. 储存的软骨区；15. 增殖软骨区；16. 肥大软骨区；17. 钙化软骨区；18. 骨愈合板的横断物；19. 破骨细胞；20. 成骨细胞；21. 穿过生长板的干骺端动脉。

骨 的 名 称	融合的时间（岁）	骨 的 名 称	融合的时间（岁）
肩胛骨	18～20	脊椎骨	25
锁 骨	23～31	骶 骨	23～25
上肢骨	17～20	胸骨体	23
髋 骨	18～23	胸骨柄和剑突	30岁以后
下肢骨	18～22		

 ▶ **医生是如何确定一个人已经长到了成人的高度？**

　　骨骼的X射线，比如手腕，可以显示出骨骺上的软骨层是否还存在。如果存在，那么这个人还可以继续长高。如果骨骺上的软骨已经转化成了骨，只存在着骨骺线，就说明这个部位的骨骼已经融合在一起了，那么这个人以后就不能再长高了。大部分的人都会在17～21岁长到成人的高度。

▶ 一旦骨骼的长度停止生长了，骨骼的直径还会发生变化吗？

　　骨膜内的成骨细胞会增加骨骼外层上的骨组织。同时，骨髓腔内的骨会被破骨细胞所吞噬。新生细胞的增加和衰老细胞的减少结合在一起会使骨变宽，但不会增加骨的厚度。当骨骼需要承受的力量增加时，骨骼会产生生理反应而增粗。

▶ 重构是什么？

　　重构是用新的骨组织代替衰老的骨组织的过程。为了维持内稳态，骨骼必须不断地更新替换，这个过程是通过重吸收衰老的骨骼并且刺激产生新的骨骼细胞来完成的。骨骼内每年5%～10%会经历重构的过程。这样，相当于每7

年，人体内的所有骨骼都会通过重构全部更新。

▶ 锻炼是如何影响骨组织的？

骨骼要不断地适应压力和冲击力。当肌肉进行更有力量的锻炼时，相应的骨骼也需要通过刺激成骨细胞而变得更加强健。日常锻炼（尤其是力量型锻炼）可以维持正常的骨骼结构。不能承受正常压力的骨骼，比如打了石膏的受伤的腿，会很快地萎缩。有统计表明，不受力的骨，在几周之后就会损失以前的1/3。如果迅速恢复常规的、正常的力量性训练，骨骼的适应性会使它们迅速重建自身。

▶ 骨质疏松有多严重？

骨质疏松是一种因为骨组织减少而造成的状态。这是因为骨骼的重吸

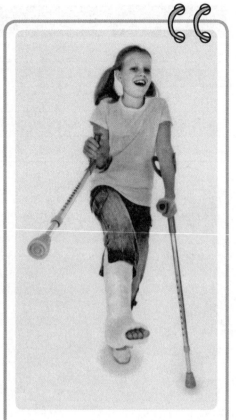

固定使腿活动减少，是促进受伤骨骼愈合的重要措施。

收速度比骨骼沉积的速度要快。骨骼会变得很脆，很疏松，而且容易断裂。骨质疏松常见于老年人，所以老年人更容易骨折，而且主要是因为日常生活中的机械压力造成的，而不是因为事故或者其他创伤造成的。通常骨质疏松在女性中更常见，因为女性的骨骼比男性的骨骼更细。另外，雄激素可以维持骨质的含量，所以女性停经后，体内雄激素的减少会更加容易引起骨质疏松。

▶ 骨质疏松和骨质软化的区别是什么？

骨质疏松时骨基质会减少，骨骼内会产生很多的小孔。骨质软化中骨骼会变脆变软，因为损失了大量的钙和磷，但骨基质的含量不会发生改变。

中 轴 骨

▶ **中轴骨是由多少块骨头构成的?**

成人中轴骨是由80块骨头构成,包括颅骨、听小骨、舌骨、脊椎骨和构成胸廓的骨骼(胸骨和肋骨)。

结　　构	骨骼数目	结　　构	骨骼数目
颅　骨	22	脊椎骨	26
听小骨	6	构成胸廓的骨骼	25
舌　骨	1	总　计	80

 ▸ **哪块骨头是不与其他骨头相连接的?**

　　舌骨是身体内唯一不和其他骨头相连接的骨。舌骨位于咽部的上方,舌骨支持着舌头,而且为颈部和喉部的肌肉提供附着处,共同完成说话和吞咽动作。当颈部发生缩窄时要仔细检查舌骨,因为这种创伤会造成舌骨的骨折。

▶ **颅骨是由哪两组骨骼构成的?**

　　颅骨是由两组骨骼构成的:脑颅骨和面颅骨。颅腔包绕保护着大脑,它是由8块骨头构成的。一共有14块面颅骨构成面部的框架结构。面颅骨还可以支持保护消化系统和呼吸系统的入门。

▶ **犁骨位于哪个部位?**

犁骨(来源于拉丁语,意思是"耕犁")是鼻中隔的一部分,将鼻腔分为左右两部分。鼻中隔偏移,通常是因为鼻中隔内有小的弯曲造成的,可以造成慢性鼻窦炎,堵塞小的鼻腔。鼻中隔偏移通常可以通过手术方法矫正。

▶ **面部和头部的所有骨骼都可以活动吗?**

尽管舌骨和听小骨可以运动,但是唯一可以自主运动并且运动幅度最大的骨是下颌骨。下颌骨是一块U形的骨,构成人体的下颌,它可以向上、向下、向后、向前运动,还可以向两侧运动。

▶ **鼻旁窦的作用是什么?**

颅骨内有4对鼻旁窦,位于鼻腔附近。它们内部由黏膜覆盖。鼻旁窦的一个重要功能是形成了回声的小室,从而产生独特的声音。因为鼻旁窦内充满了空气,所以它们可以减轻颅骨的重量。

 ▶ **婴儿头颅上的囟门需要多长时间才能消失?**

婴儿头颅上的囟门是因为骨骼骨化不完全造成的。颅骨在出生时是通过纤维性的柔软的结缔组织连接在一起的。这些具有弹性的连接使得颅骨在婴儿分娩通过产道时可以移动重叠。囟门在婴儿出生后2个月左右闭合。最大的囟门是额部的囟门,位于颅骨的最顶端,直到18~24个月时才会闭合。

▶ **脊柱的功能是什么?**

脊柱也被称为脊梁骨,包绕保护着内部的脊髓,支持着头部,而且是肋骨和背部肌肉的附着处。脊柱还可以支持着身体的重量，使身体可以运动，辅助身体保持直立的姿势。

▶ 脊柱的长度是多少？

脊柱的平均长度在男性中是28英寸（71厘米），在女性中是24英寸（61厘米）。

▶ 脊柱的26块骨头是如何分布的？

脊柱可以分为5个部分：颈部、胸部、腰部、骶部和尾部。

部分	骨 骼 数 目	位 置
颈部	7	颈部
胸部	12	胸部
腰部	5	背部小部分
骶部	成人体内只有1块融合的骨头，在刚出生的婴儿体内有5块独立的骨头	位于腰部下方
尾部	成人体内有1块融合的骨骼，在刚出生的婴儿体内有3～5块独立的骨骼	位于骶骨下方

▶ 每个脊椎骨的基本结构是什么？

每个脊椎骨（来源于拉丁文vertere，意思是"旋转的某物"）都是由一个椎体、一个椎弓和多个关节突构成的。椎体是一块很厚的盘状的结构，构成脊椎骨的前部，承受体重。椎弓由椎体向后延伸。每个椎弓的侧壁被称为椎弓根（来源于拉丁文pedicle，意思是"小足"），椎弓的顶部被称为椎弓板（来源于拉丁文laminae，意思是"平板"）。脊髓位于椎体和椎弓之间的腔隙内。从椎体上伸出了7个椎突（骨性突起）。有些突起是为肌肉提供附着部位的。其他的4个突起与上下的其他椎体形成了关节。椎间盘将两个椎体之间有机分隔开。

▶ 造成椎间盘突出的原因有哪些？

椎间盘突出（来源于拉丁语hernia，意思是"膨出"或者"突出"）是指椎间盘内部的软组织突出外部破损的纤维环，挤压脊神经。突出的椎间盘可以由于外伤或者椎间关节退行性病变造成。尽管椎间盘突出可以发生在脊柱的任何部位，但是最主要发生于腰部或者骶部。

▶ 哪两块脊椎可以控制人体头部的运动？

第一颈椎和第二颈椎即C1和C2可以控制人体头部的运动。第一颈椎C1也叫寰椎，与颅骨下方的枕骨相连，可以使人做出点头的动作。第二颈椎C2也被称为枢椎，形成了一个关节点，使得头部可以向两侧旋转。

▶ 由出生到长大成人，人体的脊柱形状有何改变？

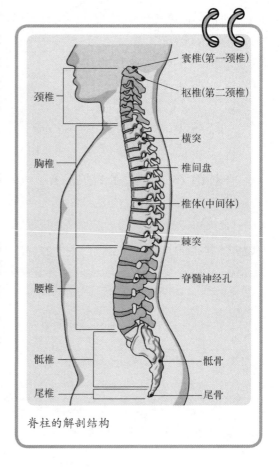

脊柱的解剖结构

颈椎
胸椎
腰椎
骶椎
尾椎

寰椎(第一颈椎)
枢椎(第二颈椎)
横突
椎间盘
椎体(中间体)
棘突
脊髓神经孔
骶骨
尾骨

新生儿的脊柱从头到脚是一个连续的突起的曲线。大约长到3个月时，随着婴儿学会抬头，在颈部会形成凹陷的曲线。当半岁之后婴儿学会站立的

 ▶ 为什么第一颈椎C1被称为寰椎？

第一颈椎被称为寰椎是源自希腊神阿特拉斯，阿特拉斯被诅咒必须用双肩扛起天空。第一颈椎是一个戒指样的结构，中央有一个很大的开口，它可以支持头部。

时候,腰部也会形成凹陷的曲线。胸部和骶部的曲线一生都不会发生改变。它们被称为原始曲线,因为无论是在胎儿体内还是在成人体内,它们都是一样的。

▶ 脊柱最常见的弯曲异常是什么?

脊柱侧弯(来源于希腊语 scolio,意思是"弯曲")是最常见的脊柱弯曲异常,常发生于胸部或腰部或同时位于这两个部位(胸腰部)。患有脊柱侧弯的患者脊柱是向一侧偏的。胸部的曲线通常是向右侧弯,腰部的曲线通常是向左侧弯。在大多数脊柱侧弯的患者中,病因都不明确。治疗脊柱侧弯的方法包括观察、支持和手术,这需要依照患者的年龄、患者进一步生长的可能性、脊柱弯曲的程度以及脊柱侧弯的类型决定。

▶ 龟背是如何造成的?

龟背(来源于希腊语 kypho,意思是"驼背")是因为脊柱胸部的弯曲过大造成的。在青年人中,驼背通常是由于生长过程中感染或者其他的脊柱骨骺疾病造成的。在成年人中,驼背通常是由于椎间盘退行性病变造成的,椎间盘退行性病变可以造成脊椎塌陷。姿势不正确也会导致驼背。

▶ 脊柱前突是由于脊柱中哪一个弯曲发生异常造成的?

脊柱前突(来源于希腊语 lord,意思是"向后弯曲")通常也被称为背部过分塌陷。这种疾病主要是因为脊柱腰部的弯曲过于向前。造成脊柱前突的原因包括姿势不正确、佝偻病、脊柱结核以及肥胖。在妊娠后期的妇女较常见。

▶ 胸廓是什么?

胸廓(来源于一个希腊语名词 thorax,意思是"护胸甲")位于胸部。由胸骨、12 根肋软骨、12 对肋骨以及 12 个胸椎构成。

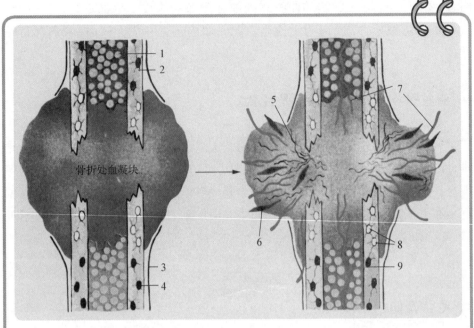

骨折处血凝块

成纤维细胞和胶原共同在体内作用修复骨骼破损处。1. 骨髓；2. 骨皮质；3. 骨膜；4. 骨细胞；5. 胶原；6. 成纤维细胞；7. 心血管分布，血凝块形成；8. 坏死皮质（空腔）；9. 存活皮质。

▶ 胸廓的功能是什么？

胸廓包绕并保护着心脏、肺以及腹部脏器。同时胸廓还为肩带和上肢骨骼提供支撑部位。

▶ 胸骨是由哪几部分构成的？

胸骨是一块扁平、狭窄的位于胸壁前部正中的骨骼。它是由3部分构成的：胸骨柄、胸骨体和剑突。胸骨柄是指胸骨上部的部分，它与锁骨和第一、第二肋骨相连。胸骨体是胸骨中最大的组成部分，它与第三至第十对肋骨相连。剑突是胸骨中最小的、最细的、最下方的结构，尽管它不与任何肋骨和胸廓相连，但是有很多韧带和肌肉附着在剑突上。

▶ 每个人有多少对肋骨？

大部分人都有12对肋骨，形成胸廓的侧壁。大约5%的人出生时会多出一根肋骨。

▶ 真肋与假肋和浮肋的区别是什么？

上7对肋骨是真肋。这些肋骨直接通过透明软骨即肋软骨与胸骨相连。下5对肋骨被称为假肋，因为它们既不与胸骨直接相连，也并非通过其他结构附着在胸骨上。第八、第九和第十对肋骨相互连接，之后与第七对肋软骨相连。第十一对和第十二对肋骨是浮肋，因为它们仅仅与脊椎骨相连，不附着在胸骨上。

▶ 从婴儿到成年的过程中，剑突会发生什么变化？

剑突（来源于希腊语，意思是"剑样的"）在婴儿和儿童期是由透明软骨构成的。直到30～40岁才会完全骨化。在心肺复苏（CPR）过程中双手的位置是否正确对于保证剑突不受损伤具有很重要的意义。

▶ 在人体内最容易发生骨折的骨头是什么？

由于锁骨所在部位比较容易受到损伤，而且相对来说比较薄脆，所以锁骨就成为体内最容易发生骨折的骨头。锁骨骨折通常是由于直接的冲击或者因为跌落时上肢外伸而造成的间接伤。

附 属 骨

▶ 组成附属骨的骨骼共有多少块？

成人的附属骨共有126块。分别是上、下肢骨，包括肩带骨（肩胛）和盆骨，它们将上、下肢骨附着在中轴骨上。

结 构	骨骼数目	结 构	骨骼数目
肩带骨		桡骨	2
锁骨	2	腕骨	16
肩胛骨	2	掌骨	10
上肢骨		指骨	28
肱骨	2	盆骨	2
尺骨	2	**下肢骨**	
股骨	2	跗骨	14
胫骨	2	跖骨	10
腓骨	2	趾骨	28
髌骨	2	总计	126

▸ 解剖学中的"上肢"与日常生活中的意思和使用有什么不同？

　　解剖学上，上肢（arm）这个词是仅仅用来指肱骨的，即肩膀和肘部之间的长骨。而日常生活中，上肢这个词指的是肩膀和腕部之间的整个肢体。

▶ **肩带骨的功能指的是什么？**

　　肩带骨（肩膀）是由2块骨头构成的：锁骨和肩胛骨。锁骨与胸骨乳突相连，形成了肩带骨和中轴骨之间的唯一连接处。肩带骨与脊柱之间没有连接，使得肩带骨可以有很大的运动幅度。

▶ **肘部的尺骨端位于哪里？**

　　肘部的尺骨端（funny bone）并非是1块骨头，而是位于肘部后方尺神经走行的部位。这个部位的撞击会造成麻木感或者会造成瞬间的麻木,前臂前方表面的肌肉会短时间内痉挛。

▶ 身体中哪一个结构是因为结构原因而由最多的骨头组成的呢?

手腕和手掌因为结构的原因是人体内组成骨骼最多的结构。在前臂和手掌之间的手腕处有8块腕骨;在手腕和五指之间的手掌处有5块掌骨;此外还有14块指骨。手腕和手掌处的多块小骨骼可以在它们之间组成很多可运动的关节,使人的手运动起来非常灵活。

▶ 盆骨的功能是什么?

盆骨是由2块髋骨构成的。盆骨可以为脊柱提供强有力的支持,保护骨盆内的器官,使得下肢骨得以附着在中轴骨上。

▶ 身体内最宽的骨头是什么?

髋骨是体内最宽的骨头。髋骨在婴儿时期是由3块骨头构成的:髂骨、坐骨和耻骨。在23岁时3块骨头相互融合。2块髋骨在前方耻骨联合处相互连接,在后方通过骶骨和尾骨相连接。

 ▶ 穿高跟鞋为什么会使身体的重量不能合理地分布在脚上?

高跟鞋将原本平衡分布于足跟和脚掌之间的体重都转移到脚掌上。这样,足弓就不能很好地支撑身体的重量,就容易造成软组织结构、关节和骨头的损伤。

▶ 真假骨盆界限是如何将骨盆划分为不同的部分的?

真假骨盆界限将骨盆(来源于拉丁文,意思是"盆地")划分为假性骨盆(大骨盆)和真性骨盆(小骨盆)。位于真假骨盆界限之上的部分是假性骨盆。除了充盈的膀胱和妊娠期的子宫以外,内部不含有任何的盆腔脏器。位于真假骨盆界限之下的部分是真性骨盆。骨盆的入口是真性骨盆上方的开口,骨盆的出口是真性骨盆下方的开口。

▶ 髌骨是什么?

髌骨(来源于拉丁文,意思是"小平板")也被称为膝盖骨,是1块很小的三角形的位于股四头肌韧带之间的1块籽骨,股四头肌是使膝盖伸直的肌肉。髌骨可以保护膝盖,为肌肉提供附着点。跑步运动员最容易患的疾病就是髌骨损伤,主要是因为髌骨的软骨受到过多的摩擦损伤。髌骨的滑动是不会发生的,因为髌骨只能向两侧运动,而不能上下运动。异常的髌骨运动会造成髌骨损伤。

▶ 什么形状的脚最有利于支撑体重?

支撑体重最有效的结构形式是弓形。脚部的骨头相互连接形成两个弓形来支持体重。纵形的足弓由两部分组成,内侧和外侧,是由脚尖延伸到脚跟。横形的足弓横着穿过脚底。

▶ 足弓塌陷是一种什么情况?

形成足弓的脚部骨骼是由粗壮的韧带和肌腱维持的。当这些韧带和肌腱由于过度的重量压力、不正确的姿势或者遗传性而变得柔弱时,内侧的纵形足弓的高度就会减少,即足弓塌陷,就会形成平足。

关　节

▶ **关节是什么?**

关节是两块相邻的骨骼之间、软骨之间或者骨骼与软骨之间的连接处。有些关节很有弹性,可以运动,有些关节很强健,可以为内部的组织和器官提供保护,但是不能运动。

▶ **关节是如何划分的?**

划分关节的种类有两种方法。按照结构划分的方法是仅仅基于关节的解剖结构学特点。按照功能划分的方法是基于关节允许的运动类型和幅度。关节需要从结构上和功能上进行划分。

关节从结构上可以分为哪些形?

从结构上对关节进行分类主要根据两条原则,即是否存在滑液腔以及连接两块骨头的组织类型是什么。按照结构不同关节可以分为纤维形、软骨形和滑液形。

▶ **纤维形关节又可以分为哪三种类型?**

纤维形关节通常不能运动。纤维形关节的三种类型是缝状联合、关节联合和钉状联合。缝状联合起到保护大脑的作用,只位于成人的颅骨,它们是不可运动的关节。关节联合位于骨骼之间相互不接触的部位,这样的联合可以通过纤维结缔组织将骨骼联合起来。采用关节联合的典型关节是胫骨和腓骨远端的连接。钉状联合(来源于希腊语 gomphos,意思是"螺栓")是由固定物和座构成的。人体中唯一的钉状联合是牙齿。牙根嵌于上下腭的突起中。

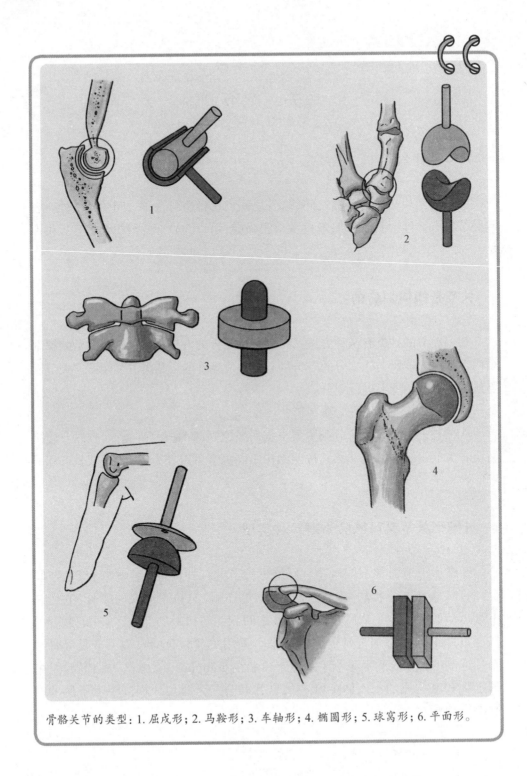

骨骼关节的类型：1.屈戌形；2.马鞍形；3.车轴形；4.椭圆形；5.球窝形；6.平面形。

▶ 按照功能关节又可分为哪些类型?

从功能上划分的原则主要是关节运动的幅度。关节按照功能可以分为不动关节、微动关节和活动关节。不动关节(来源于希腊语syn,意思是"一起";以及希腊语arthrosis,意思是"关节")是不能运动的。微动关节(来源于希腊语amphi,意思是"在两边")可以轻微地运动。活动关节(来源于希腊语dia,意思是"在……之间")是可以随意运动的关节。

按照功能分类的关节类型

功能类型	结构类型	举例
不动关节(不能运动的关节)	纤维形	
	缝状联合	成人颅骨之间的连接
	钉状联合	牙和下颌之间的连接
	软骨形	
	软骨结合	骨骺软骨
微动关节(可以轻微运动的关节)	纤维形	
	关节联合	胫骨和腓骨的联合
	软骨形	盆骨的左右耻骨之间的联合
	联合线	沿着脊柱位于相邻的椎体之间
活动关节(可以随意运动的关节)	滑液形	肘部、踝部、肋骨、手腕、肩膀、臀部

▶ 在妊娠期耻骨会发生变化吗?

耻骨联合即位于两块耻骨之间的软骨关节,在妊娠期会有所松弛。这使得母亲的盆骨可以移动,以此来适应生长的胎儿。

▶ 人体内最常见的关节类型是什么?

滑液形关节是人体内最常见的关节类型,这使得人体可以做大幅度的运动。臀部的关节、肩膀、肘部、踝部和膝盖都是滑液形关节。

▶ 滑液这个名词起源于哪里？

滑液（来源于希腊语syn，意思是"在一起"及希腊语ovum，意思是"鸡蛋"）是一种黏稠的液体，性质与鸡蛋清相似。它是分泌进入关节腔起到润滑作用的一种液体。

▶ 滑液形关节的基本结构是什么？

滑液形关节的基本结构包括滑液腔、关节软骨、纤维关节囊和韧带。滑液腔（也被称为关节腔）是位于两块相邻的构成关节结构的骨骼之间的腔隙。关节软骨覆盖并保护骨的末端。关节软骨还可以作为震动的缓冲物。纤维关节囊包裹着关节结构。它是由外层的纤维膜和内层的滑液膜构成的。韧带是关节囊内一种辅助关节稳定性的厚重的纤维组织。

▶ 人体内有多少种滑液关节？

人体内共有6种类型的滑液关节，这是按照它们关节表面的形状和这些形状能够进行的关节运动类型来划分的。滑液形关节的类型包括平面形关节、屈戍形关节、车轴形关节、马鞍形关节、椭圆形关节以及球窝形关节。

▶ 当你在按压指关节时，为什么会发出"砰砰"的声音？敲击指关节是否有危险？

当人们在按压指关节时，会发出"砰砰"的声音，有很多原因可以解释这个现象。其中第一个原因是当关节收缩时，小的韧带或肌肉会拉紧，在关节的骨性突起处就会发出"砰砰"声。第二种可能性就是当关节受到拉力而分离时，空气会存在于骨骼之间，从而产生一个空隙而发出"砰砰"声。第三个说法是由英国科学家于1971年提出的，是因为当滑液的压力由于关节活动的过程减慢而减少时，滑液中的小气泡就会蹦出来，从而产生"砰砰"的声音。

研究显示，"砰砰"的声音与关节炎之间没有任何联系。一项研究显示，关节的"砰砰"声有可能是因为关节囊的软组织损伤以及肌腱力量减弱而造成的。对关节的韧带周围快速、重复的拉伸最有可能造成软组织的损伤。有一些研究者认为，因为手部的骨骼大约18岁才完全骨化，所以青少年们如果经常按压手指就会造成畸形或者指骨膨大。但是，大部分研究者还是认为，按压指关节不会造成严重的关节损伤。

▶ 哪个关节最容易脱位？

球窝关节是最容易脱位的。关节脱位，也被称为脱臼（来源于拉丁文luxare，意思是"推出关节"），发生于剧烈运动时，两个关节骨末端的正常位置发生了变化。最容易发生关节脱位的是肩关节。因为球窝关节很浅，关节连接很松，这样既增大了关节的移动范围，同时也会增加关节脱位的可能性。

▶ 滑液关节可以进行的运动是什么？

滑液关节进行的运动包括滑动、折叠运动、旋转和特殊运动。每一种运动都是由运动的形式、运动的方向或者在运动过程中身体的一部分与另一部分的位置关系而定义的。

滑动通常就是简单的前后或两侧运动。折叠运动包括屈、伸、外展、内收以及环转。在每种运动中两块形成关节的骨头之间都会有角度的增加或者减小。在旋转运动中，骨骼是以自己为中轴而旋转。特殊运动只发生在特定的关节。这些运动包括升高、降低、伸长、缩短、正向运动、反向运动、背屈、跖屈、仰卧和俯卧。

如果说一个人有"双关节"是什么意思?

有"双关节"(更确切地说是关节高活动性)并非指有额外的关节,而是指有着很特殊的屈曲性的关节,尤其是上下肢和手指。有双关节的人关节囊很松。

关节种类	运动类型	举 例
平面形关节	滑行运动	手腕和脚腕关节的运动
屈戌关节	屈伸运动	肘部、膝盖和踝关节
车轴关节	旋转运动	寰枢关节(第一颈椎和第二颈椎之间的关节)
髁状关节	内收和外展运动	手腕关节
鞍形关节	屈、伸、掌内收、掌外展	腕掌关节(大拇指和腕关节骨骼之间)
球窝关节	旋转、内收、外展	肩关节和髋关节

▶ 人体内最大的和最复杂的关节是什么?

膝关节(胫股关节)是人体内最复杂的关节。它是由三对不同的关节构成的:股内侧髁和胫内侧髁、股外侧髁和胫外侧髁以及髌骨和股骨之间的关节。膝关节可以进行屈、伸和内旋、外旋到一定程度的运动。同时,膝关节还是最脆弱最容易受伤的关节。最普遍的膝关节损伤是前交叉韧带(ACL)的撕裂伤,以及半月板即软骨的损伤。

▶ 什么是关节炎?

关节炎(来源于希腊语arthro,意思是"关节"及希腊语itis,意思是"炎症")是一组滑液关节受累的疾病。关节炎可能是由于感染、损伤、代谢性疾病或者自身免疫紊乱引起的。所有类型的关节炎都会累及关节软骨的损伤。关节炎分为两个主要的类型,它们都是退行性疾病和炎症性疾病。

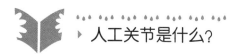

人工关节是什么?

人工关节是由工程师设计的取代患病或损伤关节的一种关节。大多数人工关节都是由合金成分和塑料成分构成的。例如,人工膝关节就有3种成分:股部(由高度磨光的强度金属造成)、胫部(是由一个金属托内含耐用塑料造成的)以及髌骨部(也是塑料制成)。人工关节还可以被用来替代手指关节、髋关节或者膝关节。

▶ 关节炎最主要的类型是什么?

关节炎最主要的类型是骨关节炎。骨关节炎是一种慢性的退行性疾病,大多数是在年长时发病。通常称关节炎为"老化受损性疾病",因为它是由于人们每天的日常活动造成的,它是位于关节连接点保护骨骼的关节软骨的退变引起的。骨关节炎通常首先影响大的、承重的关节,比如髋关节和脊柱腰部的关节。

▶ 风湿性关节炎是什么?

风湿性关节炎是一种炎症性疾病,主要的特点是关节的滑液膜发生炎症。风湿性关节炎在伤及关节之前,最初的发病症状通常是劳累、疲乏、低热以及贫血。与骨关节炎不同,风湿性关节炎通常首先影响小关节,比如手指、手掌和脚部的关节。在疾病的最初阶段主要的症状是关节的肿胀,之后就是细胞的迅速增长和分裂及形成血管翳,这就会使得滑液腔变厚。疾病的下一个阶段,炎性细胞会释放酶分解骨骼和软骨,通常会引起受损关节的变形、僵直以及疼痛和运动功能丧失。这种情况被称为纤维性僵直(来源于希腊语ankulos,意思是"弯曲")。在疾病的最终阶段,纤维组织会钙化而形成骨骼的融合,使关节功能彻底丧失(骨性强直)。

五

肌肉系统

简　　介

◉ **肌肉学是一门什么学科?**

　　肌肉学是专门研究肌肉的结构和功能的学科。

◉ **肌肉系统的功能是什么?**

　　肌肉系统的主要功能有:

　　1. 骨骼肌收缩引起的机体运动;

　　2. 骨骼肌维持身体的姿势;

　　3. 胸部的肌肉运动形成呼吸;

　　4. 产热——对于维持体温十分必要的一种代谢,是肌肉收缩的副产物;

　　5. 交流,比如说话或写字,需要骨骼肌的运动;

　　6. 器官和血管的收缩,特别是平滑肌使固体和液体的食物在消化道内运动,其他腺体的分泌,包括尿液等;

　　7. 由心肌收缩引起的心脏跳动,将血液泵入身体的各个部位。

◉ **人体内一共有多少块肌肉?**

　　人体内的肌肉大约有650块,也有些权威机构认为人体内

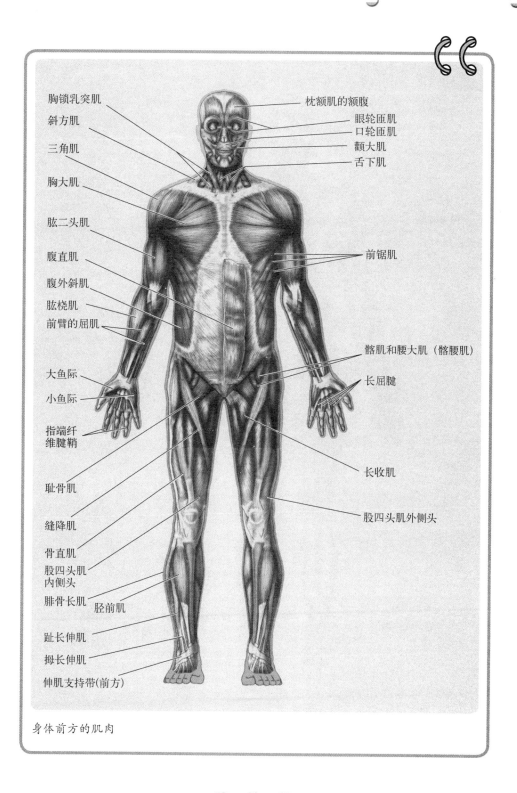

胸锁乳突肌

斜方肌

三角肌

胸大肌

肱二头肌

腹直肌

腹外斜肌

肱桡肌

前臂的屈肌

大鱼际

小鱼际

指端纤维腱鞘

耻骨肌

缝降肌

骨直肌

股四头肌内侧头

腓骨长肌

胫前肌

趾长伸肌

拇长伸肌

伸肌支持带(前方)

枕额肌的额腹

眼轮匝肌

口轮匝肌

颧大肌

舌下肌

前锯肌

髂肌和腰大肌（髂腰肌）

长屈腱

长收肌

股四头肌外侧头

身体前方的肌肉

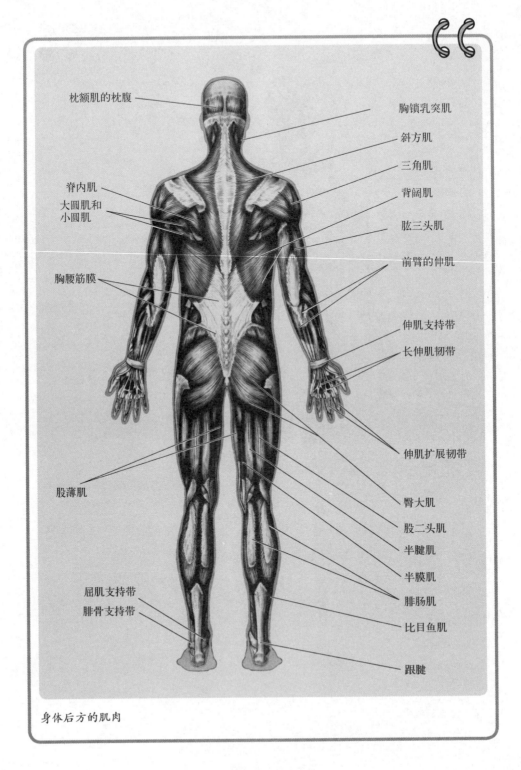

枕额肌的枕腹

脊内肌

大圆肌和
小圆肌

胸腰筋膜

股薄肌

屈肌支持带

腓骨支持带

胸锁乳突肌

斜方肌

三角肌

背阔肌

肱三头肌

前臂的伸肌

伸肌支持带

长伸肌韧带

伸肌扩展韧带

臀大肌

股二头肌

半腱肌

半膜肌

腓肠肌

比目鱼肌

跟腱

身体后方的肌肉

一共有850块肌肉。对于这个问题还没有一个确切的数字作为答案，因为专家们在哪些是分离的肌肉、哪些是大型肌肉的小分支的问题上还不能达成共识。尽管通常情况下人体的肌肉大部分是相同的，但每个人之间都有个体差异性。

▶ **在外太空的失重情况下，人体的骨骼肌和心肌会受到影响吗?**

失重会造成人体肌肉力量和肌肉体积的减小。与骨骼受损类似，骨骼肌萎缩也是失重的一种结果。在外太空，运动需要的力量更少，因为地球的吸引力几乎等于零。所以，宇航员的骨骼肌就会失去原来的外形。在这种条件下，失重对心肌的影响类似于其对骨骼肌的影响。就像是运动员通过锻炼身体增强心肌的功能，使得心肌更好地像一个泵一样为人体供血，运动量的减小会使心肌的功能削弱。

◉ 人体内肌肉细胞有多大的重要性?

在人体内的每一个器官和组织中都存在着肌肉细胞，并且它们还参与着每种活动。所有的肌肉体积占身体的50%，在男性中骨骼肌占了体重的40%，在女性中骨骼肌占了体重的32%。

◉ 如果一个人的体重是170磅（77千克），那么这个人一共有多少磅的肌肉?

一个重170磅（77千克）的人大约有81磅（37千克）的肌肉，其中68磅（31千克）是骨骼肌，13磅（6千克）是心肌和平滑肌。一个重120磅（54千克）的女性大约有45磅（20千克）的肌肉。

▶ 随意肌和不随意肌的区别是什么？

随意是指肌肉的运动是受到个体意识控制的。随意肌运动的例子是人走路或者拾起一个东西。不随意肌的运动通常不受到个体意识的控制。不随意肌运动的例子是心肌运动向外泵血。

▶ 力量型训练与有氧型训练对肌肉的影响有什么不同？

力量型训练（比如举重）是通过提供某种使肌肉更加强壮的阻力来增强某块肌肉的。它可以产生更多的肌纤维（肌细胞内的收缩性纤维），增加每个肌肉细胞的体积（肥大）。力量型训练可以增加肌肉的体积和力量，但是不能增加肌肉细胞的数目（增生）。通常情况下，使用的重量越重，肌肉体积增大得越明显。阻力训练可以使肌肉增强，而有氧训练可以提高细胞的耐力。有氧训练（比如慢跑、跑步、骑自行车和游泳）是为了满足肌肉对氧

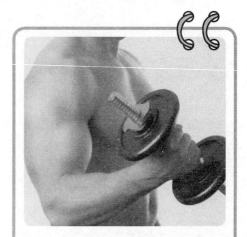

手举杠铃是一种为了增加肌肉体积而进行的肌肉力量型训练。

气的需求而增加机体摄氧量的训练。通过有氧训练，毛细血管为肌肉提供的血液量增加。另外，线粒体的数目和对于储存氧气很重要的血红蛋白的量都会明显增加。

▶ 肌肉力量的增加速度有多快？

有些肌肉力量增加的速度要比其他肌肉快。总体来说，大的肌肉（比如胸背部的肌肉）要比手臂和肩膀处的其他小肌肉生长速度快。大多数人如果每周至少两次对每组肌肉进行训练，坚持10周，那么肌肉的力量都会增加7%～40%。

▶ ecorche 是什么？

ecorche 是指一种三维的代表人体的模型，通常是用石膏制成，去除表面的皮肤和脂肪。它的目的是更加精确具体地描绘肌肉的表面。

▶ 肌酸的补充可以改善肌肉的运动吗？

磷酸肌酸（CP）是一种储存在肌肉内的分子，当肌酸由其所附着的磷酸上脱落下来时就会释放出能量。这种能量被用来重新合成小量的ATP（三磷酸腺苷），使得它们能够在高强度工作（比如投掷或者举重）的最初几秒内在肌肉内释放大量的能量。因为肌肉内大量的CP可以用来使得那些高强度的运动得以维持较长的时间或者更加有效地进行，所以在最近的15年里比较流行肌酸的补充疗法。有研究表明，这种补充疗法短期内对于高强度的运动是有效的，但是对于那些耐力性运动，效果并不是很明显，这是因为ATP是依赖有氧代谢的。这种疗法对于人体的长期疗效还不能肯定。

 ▶ 在不同的人体内，变化最多的是哪块肌肉？

位于颈部侧壁的颈阔肌也许是人群中变化最多的肌肉了。在有些人体内，它可以覆盖住颈部的整个区域，而在另一些人体内，它就像是一条带状。在一些情况下，人还可以没有颈阔肌。

肌 肉 组 织

▶ 人体内最大的肌肉和最小的肌肉分别是什么？

最大的肌肉是臀大肌，它可以使大腿外展，而且可以使髋关节伸直。另外，它还是人体内最强壮的肌肉。最小的肌肉是位于中耳内的镫骨肌。镫骨肌比一根针还细，长度大约是0.05英寸（0.127厘米）。它可以刺激镫骨，将骨膜产生的震动传递至内耳。

▶ 人体中最长的肌肉是什么?

最长的肌肉是缝降肌，它从腰部一直延伸至膝盖。它的作用是屈曲髋关节和膝关节。

▶ 人体内收缩最快的肌肉是什么?

眼外肌可以使眼睛活动；喉肌与声门裂相关，这两块肌肉是人体内收缩最快的肌肉。

▶ 眼睛和眉毛周围的肌肉是如何作用在皮肤上的?

枕额肌可以上提眉毛，眼轮匝肌可以做闭眼的运动，还可以在眼睛侧角的皮肤上形成鸡爪样的皱纹。

▶ 每个眼球运动时都受到哪些肌肉的作用?

被称为外源性眼肌的6种骨骼肌控制着眼球的运动。它们包括上直肌、下直肌、内直肌、外直肌、上斜肌和下斜肌。

▶ 做出微笑和皱眉的动作都需要哪些肌肉的参与?

微笑时需要17块肌肉共同作用，而皱眉时则需要43块肌肉共同作用。

▶ 参与嘴唇运动的肌肉都有哪些，口周的肌肉都有哪些?

口轮匝肌和颊肌可以使嘴唇撅起，做出亲吻的动作。颊肌还可以使面颊鼓起来,做吹口哨或者吹小号的动作,所以有时候也被称为小号手肌。完成微笑的动作主要需要颧肌的作用。嗤笑需要提上唇肌的作用,而皱眉或者噘嘴大部分依靠的是口角降肌。

 ▸ **手指和拇指内一共有多少块肌肉?**

> 手指和拇指内没有肌肉。尽管手指和拇指是体内使用最频繁的部位,但它们却仅仅是由肌腱构成的。控制这些肌腱的肌肉位于手掌和前臂。

▷ 咀嚼食物需要多少块肌肉?

咀嚼食物时需要4对肌肉共同作用。它们是体内最强健的肌肉之一。

▷ 人耳内一共有多少块肌肉?

人耳内共有6块肌肉。

▷ 皱眉肌的功能是什么?

皱眉肌位于前额,皱眉肌可以使前额收缩形成皱纹,或者使眉毛聚集在一起。

▷ 听三角是什么?

听三角是位于背部的一小块区域,3块肌肉(斜方肌、背阔肌和菱形肌)聚在一起。这个区域位于肩胛骨附近,当一个人向前倾斜双臂环抱在胸前时会被拉伸。当医生把听诊器放在听三角部位时,可以清楚地听到呼吸系统的器官的声音。

▶ 肌腱肌都有哪些？

一共有3块肌腱肌，它们位于大腿的后部。它们可以使小腿屈曲，比如当人跪下的时候。它们还可以拉伸臀部，比如当一个人坐在椅子上的时候。肌腱肌受损是跑步运动员最容易受的伤。维持肌肉的弹性和力量可以辅助肌肉免受损伤。肌腱肌还容易在伤势康复之后再次受伤。

▶ 肌肉是如何命名的？

大部分肌肉都有很形象的名字。肌肉是根据它们的部位、起源处和如何走行、肌肉纤维的方向、大小、形状、产生动作的类别或者其他的原则，比如附近的骨骼来命名。

▶ 体内哪些肌肉是根据肌肉的部位命名的？

腹直肌是位于腹部的直行走向的肌肉。另一个例子是掌长肌，它是附着在手掌部的结缔组织上的肌肉。

▶ 人体内哪些肌肉是根据肌肉的大小命名的？

早期的解剖学家通常用肌肉的大小来命名肌肉，包括肌肉的长度。如果一块肌肉很长，它的名字通常会带有名词"长""longus"。大块的肌肉通常会带有名词"大""maximus"（拉丁文"最大的"的意思），比如臀大肌。

▶ 人体内哪些肌肉是根据肌肉的形状命名的？

早期的解剖学家通常会根据肌肉的形状来命名肌肉。有些肌肉就是以它们的形状命名的，比如三角肌（位于肩膀处的肌肉，名字来源于希腊语delt，意思是"三角形"及希腊语oid，意思是"像"）和斜方肌（肩膀处的另一块肌肉，名字来源于希腊语trapez，意思是"桌子"）。

▶ **人体内哪些肌肉是由肌肉产生的运动的形式来命名的?**

很多肌肉的名字还包含了它们引起的运动类型或动作形式的名称。腕部和指部的屈肌就是以屈曲(来源于拉丁文flex,意思是"弯曲")运动来命名的,屈曲运动是使关节之间的角度减小的运动。大腿部的内收肌是使肢体向着中线运动,这种形式的运动被称为内收运动。

▶ **体内哪些肌肉是根据肌肉纤维的走向来命名的?**

当观察一块肌肉时,人们通常会注意到肌肉内部有一些线条走行于其中。这些线条就是由肌纤维构成的,这些纤维走行的方向与身体中线的关系通常被用于名字中的一部分,以此来区分肌肉。如果肌肉的纤维与身体中线走行相平行,那么它们的走行就是直的,如股直肌和腹直肌。

如果肌肉纤维的走行与身体的中线成一定的角度,那么它们的走行就是斜的。这些肌肉包括腹内斜肌和腹外斜肌。

▶ **人体内什么肌肉是根据肌肉的起源部位和与肌肉的相接处来命名的?**

肌肉名称的第一部分就显示出肌肉的起源部位,而第二部分显示出它最终止于何处。比如,起源于胸骨和锁骨,止于颅骨的乳突处的肌肉被命名为胸锁乳突肌。

▶ **肌肉命名还有其他的方法吗?**

肌肉命名还有其他的方法。其中的一个方法是按照肌肉附着的部位以及它与某块骨头的关系来命名。比如,颞肌覆盖于颞骨上,而额肌覆盖于颅骨的额部。另一种命名方法是根据起源处的肌肉数目来命名。有些肌肉有多个起源部位,所以起源处的肌肉数目就会成为名字的一部分。比如肱二头肌,它的起源处就有两个。最后,还有一种用与肌肉相关的骨骼的名称来命名的方法。有时候肌肉不仅会以它所附着的骨骼来命名,还会以它所附着的骨骼的部位或者身体的部位来命名。这些描述部位的名词有：上部supra（上方）、下部infra（下方）、中间medialis（中部）、外部external（外部）和内部inferior（在……之内）。冈下肌（上臂的一块与肱骨相连的肌肉）就是这种命名方法的一个例子。

肌肉的结构

➤ 肌肉组织的类型是什么？它们都各有什么特点？

肌肉组织有3种类型，包括骨骼肌、心肌和平滑肌。肌肉组织的最主要也是最独特的特点是它可以收缩，或者缩短，这样就可以进行某些类型的活动。

肌肉组织的特点

特 点	骨 骼 肌	平 滑 肌	心 肌
部 位	附着在骨骼上的肌腱上	位于血管壁和消化系统、呼吸系统、泌尿系统的器官壁和生殖管道以及眼睛的虹膜上	只位于心脏内
功 能	身体的运动，维持身体的姿势	控制血管直径，空腔脏器内容物的运动	泵出血液
细胞学特点			
细胞形态	长形、圆柱状	梭状	束状
条 纹	有	无	有
细胞核	多个	一个	一个
特殊特点	高度发达的横向管道系统	缺乏横向导管	高度发达的横向管道系统，闰盘，分隔邻近的细胞
控制方式	随意	不随意	不随意
刺激收缩的方式	仅通过神经细胞	有些收缩是一直都有的，通过神经调控	自律性（起搏细胞），通过神经调控
收缩的速度	快（0.05秒）	慢（1～3秒）	中等（0.15秒）

特　点	骨　骼　肌	平　滑　肌	心　肌
收缩持续性	不持续	不明确	不持续
疲劳的可能性	依赖于骨骼肌纤维的类型和工作力度的大小	通常不会疲劳	收缩之间的放松会减少疲劳的可能性

▶ 骨骼肌的主要特点是什么？

骨骼肌有4个主要特点：

可收缩性——可以缩短的能力，可以使肌肉附着的结构进行运动；

兴奋性——受到化学或电信号刺激时可以对其做出反应、收缩的能力；

伸展性——收缩后可伸展到起始长度的能力；

弹性——肌肉被拉伸后可以回到原始长度的能力。

▶ 心肌细胞在人的一生中可以不断地分裂吗？

大多数心肌细胞都会在人们长到9岁的时候停止分裂。这些细胞之后会为人的一生不断地泵血。患有心脏病的患者，心肌细胞会有部分死亡，之后会被瘢痕组织替代。

▶ 肌细胞的基本收缩单位是什么？

肌细胞的基本结构和功能单位是肌小节，它是由纤细的肌动蛋白纤维和粗一些的肌球蛋白纤维构成的。肌小节在肌肉纤维内部重复排列，使得肌肉看起来是条纹状的。

▶ 肌钙蛋白和亲肌凝蛋白是什么？

肌钙蛋白和亲肌凝蛋白是肌动纤维的两种蛋白。尽管它们不直接参与收缩，但是它们可以辅助调节收缩。

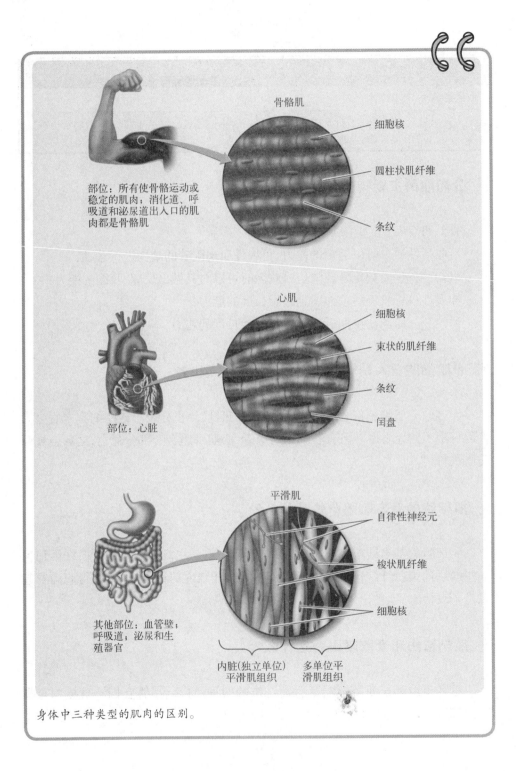

骨骼肌

细胞核

圆柱状肌纤维

条纹

部位：所有使骨骼运动或
稳定的肌肉；消化道、呼
吸道和泌尿道出入口的肌
肉都是骨骼肌

心肌

细胞核

束状的肌纤维

条纹

闰盘

部位：心脏

平滑肌

自律性神经元

梭状肌纤维

细胞核

其他部位：血管壁；
呼吸道；泌尿和生
殖器官

内脏(独立单位)
平滑肌组织

多单位平
滑肌组织

身体中三种类型的肌肉的区别。

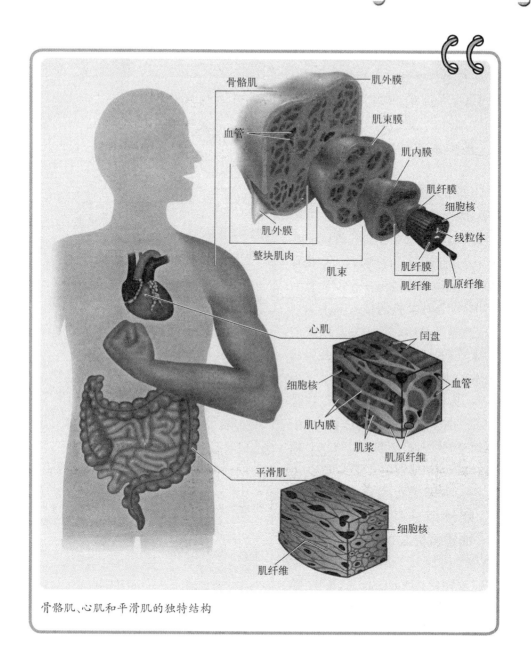

骨骼肌、心肌和平滑肌的独特结构

▶ 肌营养不良蛋白是什么？它与肌肉的萎缩有什么关系？

　　肌肉细胞是由肌动蛋白和肌球蛋白的纤维构成的。肌营养不良蛋白是一种含量较少但是很重要的蛋白。它可以将骨骼肌细胞，通过细胞内的连接肌动蛋白与细胞膜内的部分糖蛋白（也称为肌营养不良蛋白相关糖蛋白，或者DAGs）的结合而连接在一起。

▶ 肌肉萎缩是怎么造成的？

通常人们认为肌肉的萎缩是由单一因素的紊乱造成的，它是一组以控制运动的骨骼肌进行性削弱和退化为特点的遗传性疾病。总共有30种类型的肌肉萎缩，可以被分为多个类型，比如按遗传方式不同划分、按萎缩开始的年龄划分以及按临床特点划分。科学家们寻找引起最常见的肌肉萎缩的原因花费了很多年，因为肌营养不良蛋白仅占骨骼肌细胞内蛋白的0.002%。对于肌肉萎缩没有特别的治疗方法。最终，脂肪和结缔组织会取代肌肉。

▶ 哪种肌肉萎缩是X连锁隐性遗传引起的？

迪谢纳（Duchenne）肌肉萎缩症和贝克尔（Becker）肌肉萎缩症是X连锁隐性遗传，这就意味着仅仅是男性才会患病。迪谢纳肌肉萎缩症是肌肉萎缩中最常见的一种疾病。肌肉萎缩开始的年龄为1～5岁，到了12岁时，患者基本上就只能依靠轮椅生活。20岁左右时，患

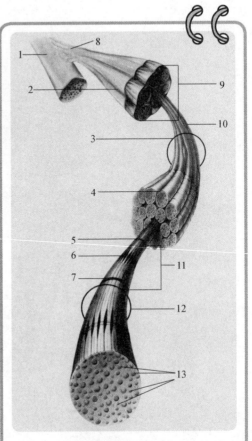

肌纤维。1. 骨膜：覆盖在骨骼表面的粗糙的纤维性结缔组织，内富含感觉神经，对骨折后的愈合有很大的作用；2. 肌外膜：包裹着整个肌肉的纤维组织，是肌腱的延续；3. 肌束：由肌束膜包裹的一组纤维；4. 肌内膜：包绕着每根肌纤维的精密的结缔组织；5. Z线：两个肌小节之间的分界线；6. H带：是由一组肌球蛋白纤维构成的；7. Z线；8. 肌腱：一种致密的纤维结缔组织，与骨膜相连接，将肌肉附着在骨骼上；9. 肌腹：肌肉中结实的可收缩的部分；10. 肌束膜：是肌外膜向内部的扩展，包绕着成束的肌肉，每束被肌束膜包绕的肌肉被称为肌束；11. 肌小节：位于两条Z线之间的肌纤维部分；12. 肌纤维：很长的、圆柱形的、多个核的、含有条纹的细胞；13. 肌凝蛋白：粗细不等的纤维，在肌肉收缩时很活跃。

者通常会因为呼吸系统的感染或心衰而死亡。贝克尔肌肉萎缩症发生于5～25岁,症状轻微,进程缓慢,有些患者甚至可以终生不发病。

▶ 肌球蛋白是什么?

肌球蛋白是一种在肌肉细胞内合成的色素蛋白,储存氧气,而且可以形成骨骼肌组织红棕色的颜色。

▶ 肌肉的起源处和止点之间的区别是什么?

骨骼是一种复杂的杠杆,通过骨骼肌的收缩或松弛可以向很多不同的方向运动。大多数肌肉都是由一块骨骼伸向另一块骨骼,跨越至少一个关节。骨骼肌的一端(即起点)附着在运动时相对静止的骨骼上。肌肉的另一端(即止点)附着在肌肉收缩时运动度最大的骨骼上。当肌肉收缩时,它的止点会向着起点运动。起点通常更接近于身体的中线,而止点要远离身体的中线。

▶ 骨骼肌可以有多于一个的起点或止点吗?

位于上臂的肱二头肌就是一块有着两个起点的肌肉。这可以通过它的名字看出来,意思是"两个头"。这块肌肉起于肩胛骨,沿着肱骨的上表面走行,通过肌腱止于桡骨。当肱二头肌收缩时,它的止点会向着起点运动,前臂会在肘部弯曲。

▶ 哪种杠杆系统工作的速度最快,但是有一定的运动缺点?

三级杠杆的工作速度最快,但是有一定的运动缺陷。这种结构是压力—做功—杠杆支点。人体内大多数骨骼肌(比如前臂的肱二头肌)就是三级杠杆。肱二头肌可以提起前臂远端及手中拿着的物品。肘部的作用是支点的作用。

▶ 肌腱是什么?

肌腱是一束附着在骨骼上的白色纤维结缔组织。它们与连接骨和骨之间的韧带相似。肌腱炎是由于肌腱感染，之后肿胀或者多次运动压力造成的。最容易患病的肌腱是那些与肩关节、肘关节和髋关节的关节囊相关的肌腱，同时运动腕部、手掌、大腿和脚的肌腱也容易患病。休息、冰敷和抗炎药物通常可以缓解炎症。

 跟腱"Achilles tendon"这个名词的来源是什么？

跟腱这个名词来源于希腊神话中的一个英雄阿喀琉斯（Achilles）。当阿喀琉斯还是个婴儿的时候，他就被浸在一种神奇的水中，这使得他的皮肤无论碰到什么有害的东西都不会受到损伤。但是他母亲是提着他的脚后跟将他浸入水中的，所以没有用这种神奇的水涂抹他的脚后跟。结果，他的脚后跟就成为身体中唯一一处可以受到伤害的部位。阿喀琉斯在特洛伊战争中被箭射中脚后跟，之后阵亡。如果说某人有着"Achilles heel"，意思就是说这个人有一个薄弱之处可以被人利用。

▶ 网球肘和高尔夫球肘有什么不同？

网球肘和高尔夫球肘都是由于前臂的肌肉运动过度造成的损伤。网球肘也称为外上髁炎，会影响到前臂的肌肉，这些肌肉附着在肘部的外侧骨性隆起上。高尔夫球肘也称为内上髁炎，会影响到附着在前臂内侧的肌肉。

▶ 跟腱有什么不同之处？

腓肠肌是位于小腿后部的肌肉，是小腿组成的一部分。腓肠肌远端连接于延伸到脚跟处的跟腱上（也被称为Achilles肌腱）。跟腱是人体肌腱中最厚重最结实的肌腱。但是由于运动员的运动量过大，也包括运动速度太快及运动方向突然变化，都可能造成跟腱部分或全部撕裂。

▶ 平滑肌的主要类型有哪些？

平滑肌可以分为两种主要的类型：多单位平滑肌和内脏平滑肌。多单位平滑肌位于血管壁和眼睛的虹膜内。这些纤维是分隔开的，而不是集合成片状，它们仅仅在受到神经冲动或者特定的激素刺激的时候才会做出反应引起收缩。内脏平滑肌更加常见，是由梭状的细胞相互紧密地联结在一起组成片状结构构成的。它们位于器官的内壁上，比如胃、小肠、子宫和膀胱壁。内脏肌肉的纤维可以相互刺激，也可以有规律或重复地收缩。

▶ 平滑肌细胞的特点有哪些？

平滑肌细胞被拉长，末端随着细胞的延长而逐渐变细，肌原纤维中含有肌动蛋白和肌球蛋白，这些纤维能够伸展到整个细胞的长度。但是肌动蛋白和肌球蛋白的纤维在骨骼肌内的排列就不同，所以平滑肌内无条纹。

▶ 缝隙连接是指什么？

缝隙连接是由蛋白质构成的一种连接通道，它可以允许铁离子或者水分在两个相邻的细胞之间运动。通常缝隙连接位于心肌和平滑肌内。

▶ 协同肌和拮抗肌的区别是什么？

协同肌是一组共同运动行使相同工作的肌肉。肌肉的作用相互抵抗被称为拮抗肌。拮抗肌必须抵抗另一块拮抗肌的作用才可以使肢体运动。比如，当上臂前部的肱二头肌收缩变短时（协同作用），肱三头肌必须要松弛伸长（拮抗作用）才可以使胳膊弯曲。

▶ 人体内有深色或者白色的肌肉吗？就像是鸡体内的肌肉一样？

鸡体内翅膀处是白色的肌肉，腿部是深色的肌肉。而人体内腿部的肌肉颜色较深，胳膊的肌肉是白色的。这些颜色的不同取决于四肢的功能和作用需求。深色的肌肉耐力较持久，它的颜色深是因为有充足的血液供应，内含大量的血红蛋白成分。深色肌肉的耐力强但速度却不快。一个人的腿可以维持一个人走一天，但是不能像魔术师的手一样运动得那么快。白色肌肉是为了快速收缩运动而形成的，比如鼓掌或者挥动网球拍。白色肌肉很快就会疲劳，因为其中的血供较少。

肌肉的功能

➤ 是谁最先发现肌肉运动机制的？

休·赫克里斯（Hugh Huxley, 1924—　）和安德鲁·赫克里斯（Andrew Huxley, 1917—　）（两位科学家之间并无任何联系）进行了肌肉收缩理论的研究。休·赫克里斯起初是一个核物理学家，他在第二次世界大战末期加入了生物学领域的研究。他使用X射线折射和电镜研究肌肉收缩。安德鲁·赫克里斯是一名肌肉生物化学学家，他获得了与休·赫克里斯相类似的数据，提出肌肉内存在着可收缩性蛋白，但是它们并不收缩，而是彼此之间互相滑动，来使肌肉缩短。这个理论被称为肌肉收缩的纤维滑动学说。

➤ 肌肉细胞是如何工作的？

肌肉细胞——无论是胳膊或腿部的骨骼肌、消化道或其他器官内的平滑肌，还是心脏内的心肌都是通过收缩来工作的。骨骼肌细胞是由数千个可收缩单位构成的，被称为肌小节。肌动蛋白（一种很纤细的纤维）和肌凝蛋白（一种粗的纤维）是肌小节的主要组成成分。这些单位通过移动结构使彼此之间更接近以行使它们的功能。骨骼肌内的肌小节通过彼此之间的空隙来拉动身体的各个部分（比如行走或者挥动手臂）。

进一步形象地来看肌小节是如何工作的：

1. 两只手手掌相对，十指交错（代表肌动蛋白和肌凝蛋白），指尖相对。

2. 一起推手指，使大拇指与另一个拇指的距离减小（肌小节的长度减小）；使得手指可以在不弯曲的情况下相互滑动。

3.当手指一起运动时拇指上的任何附着物都会被拉伸（肌丝滑动理论）。

▶ 骨骼肌收缩和松弛的步骤是什么？

有4个关键步骤：

1.骨骼肌必须被神经激活,神经释放神经传导递质；

2.神经冲动增加可收缩蛋白——肌动蛋白和肌凝蛋白内钙离子的浓度和可亲和力；

3.钙离子的存在使得肌肉开始收缩；

4.当肌肉细胞不再被神经刺激时,收缩停止。

▶ 肌肉痉挛是怎么造成的？

正常情况下,工作中的肌肉收缩、拉紧从而产生一种拉力,之后当运动结束时或当另一块肌肉在相反的方向产生拉力时,肌肉会被拉伸。但是有时候肌肉收缩的力度过大,并且持续保持收缩,无法再次拉伸。这就是肌肉痉挛。肌肉收缩或者伸长是对神经传导的电信号的反应。电解质如钠离子、钙离子和镁离子,位于肌肉细胞周围或者穿透肌肉细胞,在这些信号的传递中起到了关键的作用。这些电解质的失衡,或者某些激素、体液和化学物质的失衡,或者神经系统自身功能障碍都会扰乱电信号的流动,造成肌肉的抽筋。疲劳的肌肉或者受冷了的肌肉更容易发生痉挛。

▶ 什么是肌肉痉挛？

肌肉痉挛是一种突然发生的、强烈的、痛苦的非随意性收缩。当一块肌肉发生痉挛时,肌肉会变紧,就像是打了结似的。肌肉痉挛在用力过度或者受伤的肌肉内更容易发生。长时间休息可以缓解大部分的肌肉痉挛。"抽筋（charley horse）"是对腿部肌肉痉挛的一个通常的称呼。

▶ 什么是书写痉挛？

书写痉挛实际上是局部肌肉的痉挛,被称为局部张力障碍。这是由于执笔时间过长造成的,特别是拿笔时太紧,而且通常发生在书写时。间隔一定时间放松手部肌肉,锻炼手部肌肉,拿笔更松一些,或者书写一段时间后给予适当休息,就可以解决书写痉挛问题。

▶ 运动单位是指什么?

运动单位是所有的受到运动神经元控制的肌肉细胞(大约1 500个骨骼肌肌纤维)。

▶ 什么是神经肌肉连接?

每个骨骼肌纤维都与被称为运动神经元的神经细胞的轴突相连接。运动神经元与肌纤维之间的连接被称为神经肌肉连接。

▶ 乙酰胆碱是如何与肌细胞相互作用的?

乙酰胆碱是一种神经递质,它是由神经细胞释放的一种化学物质,对于另一个易兴奋的细胞,例如另一个神经细胞或者骨骼肌细胞有兴奋作用或抑制作用。在骨骼肌内,乙酰胆碱起到兴奋和激动骨骼肌细胞的作用。

▶ 肉毒杆菌毒素的作用是什么?

肉毒杆菌可以产生一种肉毒杆菌毒素,这种毒素可以抑制神经肌肉连接处的运动神经元轴突释放乙酰胆碱,引起肉毒中毒,这是一种非常严重的食物中毒。这种食物中毒的情况,一般都是因为食用放置过久的食物,且没有加热到将其中的细菌杀灭,或是使其中的毒素灭活造成的。这种细菌的内生孢子具有很强的抗热性,可以承受在212 ℉(100℃)的情况下煮沸数小时,或者在248 ℉(120℃)的条件下煮沸10分钟。肉毒杆菌毒素可以阻挡肌肉纤维的激动,使肌肉瘫痪,甚至可以累及呼吸肌。如果不及时进行治疗,肉毒杆菌造成的病死率相当高。

▶ 什么是重症肌无力？

重症肌无力，通常最初的表现是在面部，是一种不伴有肌肉萎缩的肌肉力量减弱的疾病。这是一种慢性的、进行性的自身免疫性疾病，是由于神经肌肉连接处的乙酰胆碱受体受到损害造成的。在很多患有重症肌无力的患者，体内都可以检测到与乙酰胆碱受体结合并损害受体的异常抗体。由于乙酰胆碱受体的数目减少，肌纤维受到的神经元刺激效应削弱，就会造成肌肉的力量减弱。

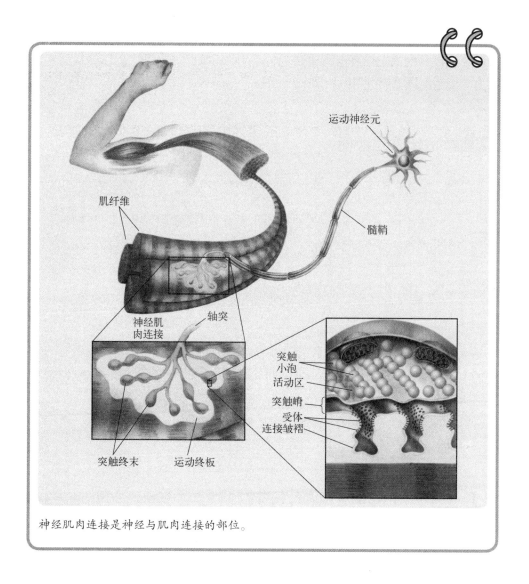

运动神经元

肌纤维

髓鞘

神经肌肉连接

轴突

突触小泡

活动区

突触嵴

受体

连接皱褶

突触终末

运动终板

神经肌肉连接是神经与肌肉连接的部位。

▶ 所有的肌肉细胞都是按照相同的方式工作的吗？

尽管所有的肌肉都通过收缩工作，但并非所有的肌肉类型都有肌小节——肌肉收缩的基本单位。心肌细胞内含有肌小节，但是在收缩时，心肌细胞内的支持结构就与骨骼肌细胞内的不同。平滑肌内根本就没有肌小节。

▶ 肌肉细胞是如何利用钙离子的？

钙离子储存在肌肉细胞内。当肌肉细胞接收到一个信号产生收缩时，钙离子就会从储存的细胞内释放出来，这样就启动了肌肉内收缩性蛋白的运动。当钙离子的浓度降低时，肌肉收缩就会停止。

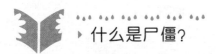

▶ 什么是尸僵？

死亡的个体最初是肌肉开始松弛。数小时之后，骨骼肌细胞开始部分收缩，使得关节僵直。这种情况就被称为尸僵，它会持续72小时甚至更长时间。当神经元信号使存活的肌纤维开始收缩时，它们会与位于肌肉纤维表面的神经递质共同完成这项工作。信号使得纤维开放钙离子通道，而正是钙离子引起了肌肉的收缩。之后肌肉以两种方式转移钙离子：它们可以在线粒体内储存部分钙离子，还可以将剩余的钙离子泵出。当机体死亡时，储存的钙离子会渗出，钙离子泵失去功能。多余的钙离子会造成肌肉纤维内肌动蛋白和肌凝蛋白纤维持续连接，使得全身僵直，直到肌肉开始腐烂了，这种现象才会消失。

▶ 肌肉细胞使用的能量来源是什么？

肌肉细胞使用各种能量来源进行收缩。为了立即获得能量，细胞使用它们储存的三磷酸腺苷和另一种含磷化合物磷酸肌酸。这些储存的分子通常在运动开始的20秒内就会被耗尽。之后细胞就会改换能量来源,大部分是可利用的糖原,糖原是葡萄糖分子通过化学键相互连接形成的长链碳水化合物。

▶ 肌肉收缩和松弛的能量来源是什么?

肌肉收缩和松弛需要相当多的能量。与大多数细胞相同,肌肉细胞利用三磷酸腺苷作为能量来源。在钙离子的存在下,肌凝蛋白作为一种酶,将三磷酸腺苷分解成二磷酸腺苷和无机磷,释放能量来使肌肉运动。肌肉细胞储存的三磷酸腺苷仅仅够维持10秒的活动。一旦这些三磷酸腺苷被耗尽,细胞必须从其他能量来源处产生更多的三磷酸腺苷,这些能量来源包括磷酸肌酸、糖原、葡萄糖和脂肪酸。

▶ 肌肉细胞内的全或无反应是什么?

根据全或无反应,肌肉细胞完全处于运动神经元的控制之下。肌肉细胞从来不能自己收缩。骨骼肌细胞也不能部分收缩。一旦骨骼肌细胞收缩,就是所有的细胞一起收缩。

▶ 打寒战与肌肉系统有什么关系?

打寒战是身体一种保温的自然方式,在极冷的情况下可以作为维持生命

为什么跑步运动员跑完10英里完成最后的冲刺之后会气喘吁吁?

在10英里(16千米)的跑步过程中,有氧代谢是为肌肉收缩提供三磷酸腺苷的主要方式。无氧代谢为最后的冲刺提供短时间的能量(15~20秒)。在跑步结束后,有氧代谢会增加,来补偿氧气的消耗,造成跑步后气喘吁吁的现象。

的方法。打寒战通过迫使骨骼肌快速收缩和松弛来产生能量。当肌肉分解三磷酸腺苷用来收缩时，产生的能量是一种副产物。这个过程中，肌肉细胞大约80%的能量被转化为身体的热量。一项研究表明，外源性物质如电热毯或者热水瓶产生的热量实际上对于下丘脑有一定的损害，因为打寒战这种反射受到了抑制。

▶ 肌肉疲劳是什么？

肌肉疲劳是由于肌肉长时间运动量过大造成的。肌肉因为血液供应中断（因此氧供应也会中断）或者运动神经元轴突处缺乏乙酰胆碱，有可能失去收缩的能力。但是，肌肉疲劳最主要是与无氧呼吸产生的乳酸堆积有关。在剧烈的运动中，循环系统不能为肌肉纤维快速地提供氧气供应。缺乏氧气时，肌肉细胞开始产生乳酸，之后堆积在肌肉内。乳酸堆积会使 pH 值降低，从而使肌纤维不能再对刺激产生反应。

▶ 肌肉拉伤是由于肌肉疲劳造成的吗？

在运动后大约24小时之后，会因为肌肉纤维的微小损伤而产生肌肉酸痛的感觉。肌肉拉伤是由于肌肉被拉伸过度，造成肌纤维撕裂。肌肉拉伤通常伴有内出血、肿胀和疼痛。

▶ 氧气代偿是什么？

在静息或者中度运动时，肌肉可以接受有氧呼吸产生的足够的氧气。在剧烈运动时，氧气缺乏会造成乳酸堆积。氧气代偿是指用来将堆积的乳酸转化为葡萄糖以及储存三磷酸腺苷和磷酸肌酸所消耗的氧气量。

▶ 当人们不再锻炼的时候，肌肉会逐渐、有规律地转化为脂肪吗？

当人们不再坚持锻炼时，肌肉开始萎缩，脂肪细胞开始生长。这个过程看起来就像是肌肉细胞转化成了脂肪，但是肌肉细胞的数目仍然保持不变。

▶ 平滑肌的收缩和骨骼肌的收缩一样吗?

平滑肌的收缩和骨骼肌的收缩既有相同之处,也有不同之处。两种类型的肌肉都会产生由肌动蛋白和肌凝蛋白引起的反应,都是由细胞膜冲动和细胞内钙离子的增多而引起的,都是利用三磷酸腺苷为能量来源。平滑肌和骨骼肌收缩的一个不同之处在于,平滑肌收缩和松弛的速度比骨骼肌慢。平滑肌可以利用一定量的三磷酸腺苷来维持较长时间有力的收缩。另外,平滑肌纤维可以不通过改变紧张度(当胃被食物充满时)来改变长度,而在骨骼肌内是不可以的。

▶ 纤维化是什么?

纤维化是指骨骼肌内纤维结缔组织数目增加的过程。纤维化使得肌肉收缩性降低,胶原纤维会限制运动和循环。

▶ 年龄对肌肉系统的影响是什么?

随着机体年龄的增长,通常所有肌肉组织的大小和力量都会有所降低。通常情况下,骨骼肌纤维直径会减小,这可以通过肌原纤维的数目减少以及三磷酸腺苷的数目减少和糖原的储存、肌球蛋白的减少反映出来。另外,骨骼肌会越来越小,弹性越来越弱。锻炼持续的能力降低,肌肉受伤后的恢复能力也减弱。与年龄相关的肌肉力量的下降大部分是因为活动减少引起的。在老年人中提倡力量性训练可以辅助他们减缓肌肉系统的功能丧失。

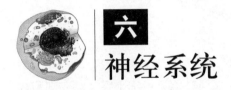

六
神经系统

<h2 style="text-align:center">简　介</h2>

▶ 神经系统的功能是什么？

神经系统是身体内维持内稳态的主要调节系统之一。它的功能有：1. 监控身体的内环境和外环境；2. 整合感觉信息；3. 协调指挥其他器官系统对感觉传入刺激的反应。

▶ 神经系统的两个亚系统是什么？

神经系统分为中枢神经系统和周围神经系统。中枢神经系统是由脑和脊髓构成的，而周围神经系统是由体内除了脑和脊髓以外的所有神经组织构成的。中枢神经系统与身体其他部位之间的联络是通过周围神经系统来完成的。周围神经系统的特化细胞使得两个系统之间的联络得以顺利进行。

▶ 在人的一生中，神经系统内的细胞会被代替吗？

神经系统的再生能力非常差。一般来说，它们既不能复制，也不能自身修复。周围神经系统的轴突和树突在细胞体完整或者在施万细胞功能良好的情况下可以进行修复。但是在中枢神经系统中，即使细胞体是完整的或未受损的，轴突受到损伤后也

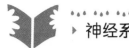

神经系统内有多少个神经细胞？

神经系统内大约有200亿个神经细胞——即神经元。

不能被修复。科学家们最近发现成年人体内仍有少量的神经干细胞，可以产生有限数量的新生神经元。

周围神经系统内有哪两种类型的细胞？

周围神经系统是由传入即感觉神经元以及传出即运动神经元构成。传入神经细胞从周围神经系统向中枢神经系统内传递感觉信息。它们的细胞体位于神经结内，突起进入中枢神经系统。传出神经元将信息从中枢神经系统传输给效应器（肌肉和组织）。它们的细胞体位于中枢神经系统内，轴突进入外周。

周围神经系统可以分为哪些类型？

周围神经系统可以分为躯体神经系统和自主神经系统。躯体神经系统又包括传入神经系统和传出神经系统，用来接收传递来自皮肤、随意肌（条纹肌）、肌腱、关节、眼睛、鼻子和耳朵的感觉信息。自主神经系统，或称为内脏神经系统控制平滑肌和腺体的运动。

自主神经系统又可以分为哪些类型？

自主神经系统可以分为3种类型：1. 交感神经系统；2. 副交感神经系统；3. 胃肠神经系统。交感神经系统和副交感神经系统通常有着相反的作用。比如，当交感神经系统控制"战斗或者激动"的反应，则会在受到压力时增加心率；而副交感神经系统会减缓心率。胃肠神经系统是由胃肠道内的神经细胞构成的。

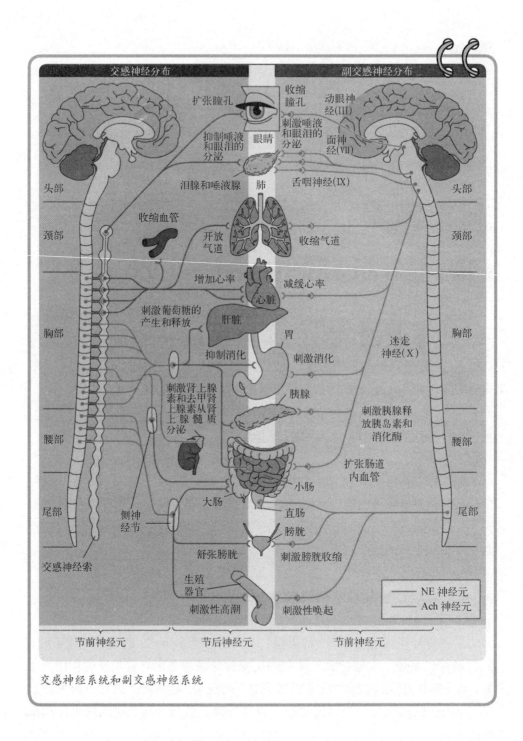

交感神经系统和副交感神经系统

▶ 什么是"渐冻人症"？

"渐冻人症"（ALS）也被称为葛雷克氏症，是在1939年纽约扬基篮球队员卢·葛雷克从篮球队退役后被诊断为患上此病从而得名。这是一种致命的神经系统疾病，它会侵犯控制着随意肌的神经细胞（运动神经元）。运动神经元的功能是作为控制性单位和神经系统与机体随意肌之间联系的纽带。大脑中（上运动神经元）来自运动神经元的信息传入到脊髓内（下运动神经元）的运动神经元中，再从脊髓传到特定的肌肉。患有"渐冻人症"的患者上运动神经元和下运动神经元都会退化或者死亡，所以就不能将信息传递到肌肉。最终，受到随意控制的所有肌肉都会受到侵犯，患者就会失去力量以及运动上、下肢的能力和其他机体功能。最后，甚至呼吸的能力也会受到侵犯。这种疾病不会影响一个人的意识、个性、智力或者记忆力。

神经元功能

▶ 神经元是如何将信息传递给其他神经元的？

大多数神经元，都是通过释放一种叫做神经递质的化学物质与其他神经元相互联系的。这些神经递质会影响其他神经元上的受体。在一些特殊的情况下，神经元可以直接通过一些被称为"缝隙连接"的小孔与其他神经元交流。

▶ 离子通道是什么？

离子（比如钾离子和钠离子）通过膜通道穿过细胞膜。离子穿过细胞膜扩散，从而平衡各处的离子浓度和电量。带有正电荷的离子向着带有负电荷的区域运动，而带有负电荷的离子向着带有正电荷的区域运动。

▶ 渗透性通道和电压门控离子通道的区别是什么？

渗透性通道也被称为自由扩散通道，通常情况下是开放的，使得钠离子和钾离子可以穿越细胞膜，以维持细胞膜的静息电位在–70毫伏。电压门控离子通道只有在细胞膜的电位发生变化时才会相应开放或者关闭。它们也可以由化学物质调控、电压调控或者机械调控。大部分的门控通道接近静息膜电位。

▶ 静息膜电位是什么？

所有细胞（包括神经元）都有静息膜电位。细胞内部的离子环境与细胞外部的离子环境不同。这种差异是由特殊的离子泵来维持的，这些离子泵位于细胞膜的内部。因为离子是带电的（阳离子是带有正电荷的离子，阴离子是带有负电荷的离子），所含有的离子的不同就形成了细胞内部和外部电位的差异。兴奋的细胞（如神经元、心肌细胞和条纹肌细胞）在细胞膜上还含有另外一些离子通道，它们可以被不同的条件激活（或者抑制）。对于一个神经元来说，这种在静息状态下由离子泵产生的电位差异被称为"静息膜电位"。

与神经元细胞外部相比，神经元的平均静息膜电位大约是–70毫伏。

▶ 动作电位是指什么？

动作电位是一系列快速产生的过程，通常会使局部膜电位减少或者正负颠倒，最终恢复到静息状态。动作电位的两个时相是去极化期和复极化期。在去极化期时，神经元内部带的正电要比神经元外部多，可以达到30毫伏。在复极化期，细胞膜极性恢复到静息状态，即–70毫伏。动作电位的去极化和复极化期持续大约1毫秒。

动作电位的产生，是通过细胞膜内一种特殊的离子通道的开放形成的，这个现象是由阿兰·罗伊德·霍奇金（1914—1998）和安德鲁·菲尔丁·赫克里斯（Andrew Fielding Huxley, 1917—   ）于20世纪40年代最先发现的。他们两人与约翰·艾克斯爵士（1903—1997）共同获得了1963年的诺贝尔生理学或医学奖，以表彰他们在研究动作电位的离子机制和神经细胞的细胞膜兴奋和抑制过程中的贡献。

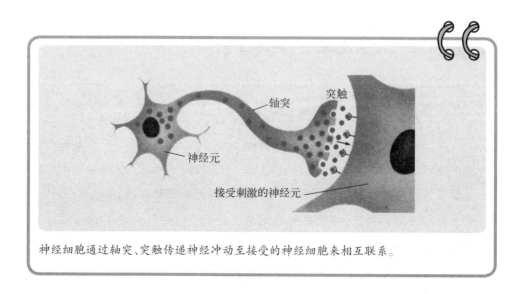

图中标注：轴突、突触、神经元、接受刺激的神经元

神经细胞通过轴突、突触传递神经冲动至接受的神经细胞来相互联系。

▶ 突触是什么？

突触是细胞之间联络的部位。每个突触都含有与其他两种细胞相关的成分，这两种细胞是突触前神经元和突触后神经元。突触前神经元是传递信息的细胞，而突触后神经元是接收信息的细胞。

▶ 神经冲动是何时产生的？

神经细胞从其他神经元（有时从自身）接收很多突触的刺激。每次，这些轴突中有一个会产生动作电位，突触前神经元释放神经递质，开放突触后神经元（接收信息的神经元）上的"化学门控"离子通道。离子通道的开放可以产生神经元静息电位局部、分级的变化。如果电位可以使细胞去极化（减小神经元内外之间的电位差），那么这种微小的变化就被称为兴奋性突触后电位（或者EPSP）。如果它能使细胞超极化（细胞内电位比细胞外电位的负极性更大），那么这种微小的变化就被称为抑制性突触后电位（或者IPSP）。所有的EPSP和IPSP都是改变细胞膜电位的。当细胞膜电位达到一个特殊的域值时，就会产生神经冲动。域值大约是−55毫伏。如果神经元不达到这个域值，就不会产生动作电位。

第一个被发现的神经递质是什么?

化学递质的概念是托马斯·莱顿·埃利尔特(1877—1961)首先提出的。1904年,埃利尔特发表了一个理论,揭示了肾上腺素和交感神经激活的相似点。直到1921年,奥托·勒韦(1873—1961)才用实验证明了副交感神经末端(迷走神经物质)的神经递质是乙酰胆碱,并且与肾上腺素极其相似的物质,在交感神经末梢激活的反应中具有重要作用。勒韦与亨利·哈利特·戴尔(1875—1968)共同分享了1936年的诺贝尔生理学或医学奖,以表彰他们在研究神经冲动的化学传递方面的贡献。

神经冲动传导的速度有多快?

神经冲动传导的速度大约是160英尺/秒(49米/秒)。最慢的神经传导位于小的非髓鞘性(非绝缘性)纤维,速度大约是2.5英尺/秒(0.8米/秒)。大的髓鞘性(绝缘性)纤维的传导速度可以达到395英尺/秒(120米/秒)甚至更快。

是所有的动作电位的大小都一样吗?

一个神经细胞内的每处动作电位都是一样的。由于这个原因,动作电位被称为"全或无"反应。

主要的神经递质都有哪些?

神经系统中,科学家们已经证实发现的神经递质至少有50种,而且还有可能有其他的二十几种甚至更多。一共有4类神经递质:1.乙酰胆碱;2.氨基酸;3.单胺类;4.神经肽。

乙酰胆碱也许是神经递质中最有名的一个了,它是运动神经元和随意肌收缩时的一个最重要的神经递质。它通过作用于不同类型的乙酰胆碱受体产生不同的效应,对于心肌有抑制作用,对于平滑肌有激动作用。

氨基酸神经递质包括谷氨酸和天冬氨酸,这些神经递质是中枢神经系统中最重要的兴奋性神经递质之一,它们位于大脑内。

有两种重要的单胺类神经递质:儿茶酚胺和吲哚胺。儿茶酚胺包括去甲肾上腺素和多巴胺。五羟色胺被认为是与睡眠、情绪、食欲和疼痛相关的神经递质,属于吲哚胺。

神经肽包括生长激素释放抑制激素、内啡肽和脑啡肽。生长激素释放抑制激素是一种生长素抑制激素。内啡肽和脑啡肽抑制突触活动,从而产生疼痛。

▶ 兴奋性神经递质与抑制性神经递质的区别是什么?

神经递质可以被分为兴奋性神经递质和抑制性神经递质,这是根据它们在突触后神经元细胞膜上的效应来分类的。如果受体的激活,可以引起细胞膜去极化并且可以促进动作电位的产生,那么神经递质就被称为兴奋性神经递质。如果受体的作用是引起超极化并且抑制动作电位的产生,那么这种神经递质就被称为抑制性神经递质。

▶ 影响突触部位乙酰胆碱效应的药物和毒素有哪些?

下面的表格显示了对乙酰胆碱(Ach)活性有影响的不同药物和毒素的名称。

药物或毒素	机 制	影 响	举 例
肉毒杆菌毒素(肉毒杆菌产生的)	抑制乙酰胆碱的释放	使随意肌瘫痪	用于某些治疗,比如与伯托克斯合用,小剂量的肉毒杆菌毒素可以消除皱纹
筒箭毒碱	抑制乙酰胆碱与突触后受体部位相结合	使随意肌瘫痪	也被称为箭毒;某些南美洲的部落用此药物使猎物肌肉瘫痪
阿托品	阻止乙酰胆碱与肌源性突触后受体部位结合	减缓心率,降低平滑肌的活性;扩张瞳孔;高剂量可以产生骨骼肌无力	眼科医生用来扩张瞳孔的一种治疗性手段;也可以用来对抗抗胆碱酯酶毒素的毒性效果

（续表）

药物或毒素	机　　制	影　　响	举　　例
尼古丁	与尼古丁乙酰胆碱受体相结合，刺激突触后神经元细胞膜	小剂量可以激动随意肌，大剂量会造成瘫痪	香烟中的活性成分
黑寡妇蜘蛛毒液	释放乙酰胆碱	产生肌肉痉挛	
毒扁豆碱	防止乙酰胆碱失活	骨骼肌持续的收缩，对心肌、平滑肌和腺体也有作用	军用神经毒性气体；被用于杀虫剂（马拉硫磷）；通过抑制乙酰胆碱酯酶的作用增加乙酰胆碱的有效量，以治疗重症肌无力；治疗筒箭毒碱过量

▶ 局部麻醉是如何阻断痛觉的？

局部麻醉（比如诺夫卡因和利多卡因）可以减少细胞膜对钠离子的通透性。神经冲动不能穿过细胞膜，所以感觉神经元的刺激被阻断了。痛觉信号也就不能到达中枢神经系统。

▶ 癫痫是什么？

癫痫是一种脑部的疾病，是指大脑内的一组神经元间断性的信号异常。在癫痫发作时，神经元每秒能够放电500次，比正常的放电速率（80次/秒）要快得多。当神经元正常的活性受到扰乱时，奇怪的感觉、感情和行为、惊厥、肌肉痉挛甚至意识丧失都有可能发生。

▶ 是什么引起了癫痫？

癫痫可能是因为大脑内的放电异常、神经递质的不平衡或者这些因素结合在一起造成的。研究者认为，患有癫痫的某些人有着异常的高度兴奋的神经递质，这些兴奋的神经递质可以增加神经元的活性，而另一些患者有着异常的低抑制性神经元递质，这些抑制性神经递质可以抑制大脑内神经元的活性。无论哪一种情况都会造成神经元活性过度,引起癫痫。

▶ 癫痫发作的类型有哪几种?

癫痫发作的类型有三十多种,可以归为局部发作和全身发作两大类型。局部发作,也称为部分发作,是只在大脑内的一个部位发作。通常是按照大脑的发病部位来描述的(比如局部额叶癫痫发作)。局部发作的两个典型例子是简单性局部发作和复合性局部发作。在简单性局部发作中,患者意识仍然清醒,但是会突然有异常的感觉,比如无法解释的愉快、气愤、悲伤或者恶心。患者还会听到、闻到、尝到、看到或者感觉到一些不是真实存在的事物。在复合性局部发作中,患者会丧失意识。患有复合性局部发作的患者会表现出奇怪的、重复性行为,比如眨眼、抽搐、嘴部运动,甚至绕圆圈走路。这些重复性动作被称为自动性。有些患有局部性发作的患者还会看到前兆。这样的癫痫发作通常会持续数秒钟。

全身发作是由于大脑两侧的神经元活性异常造成的。全身发作会造成意识丧失、摔倒或者大量肌肉痉挛。全身发作的类型有很多。两种最知名的类型是意识丧失性发作和强直痉挛性发作。前者被称为小发作,患者会感到就像是看到了另一个空间,或者不断地颤抖抽搐。强直痉挛性发作被称为大发作,会引起一系列混合症状,包括肢体僵直,胳膊和腿部不断抽搐,同时还会有意识丧失。

 ▶ 河豚最重要的致命毒素是什么?

太平洋河豚体内含有河豚毒素,也被称为"TTX",这种毒素存在于鱼的肝脏、性腺和某些种鱼的血液中。河豚毒素可以阻断电压门控的钠离子通道,消除动作电位的产生,阻断神经细胞活性。日本人认为河豚是一个很奇特的物质,称为"fugu"。经过严格训练的厨师可以仔细地摘除河豚体内含有毒素的器官,但是每年仍会有一些人死于进食河豚。

▶ 在帕金森病中，哪种神经递质被完全耗尽？

帕金森病是由于大脑中某些调控运动的神经元内含有的神经递质多巴胺缺失引起的。帕金森病的典型特点是动作僵直、运动迟缓、动作不稳定以及面部自发表情减少。

目前还没有治愈帕金森病的方法，但是特殊的药物可以通过增加大脑内多巴胺的量缓解症状。患者通常服用左旋多巴和卡比多巴。卡比多巴可以延迟左旋多巴转化为多巴胺的过程，这样左旋多巴就可以进入大脑。神经细胞可以利用左旋多巴来合成多巴胺，补充大脑内多巴胺量的减少。

▶ 帕金森病是何时被首次公布的？

帕金森病是由英国医学家詹姆斯·帕金森医生（1755—1824）在1817年发表的《有关震颤麻痹》的论文中首次正式提出的。

中枢神经系统

▶ 中枢神经系统的特点是什么？

中枢神经系统（脑和脊髓）是由骨骼保护起来的。颅骨包绕着大脑，脊柱保护着脊髓。

▶ 哪层膜覆盖并保护着大脑和脊髓？

脑膜（来源于希腊语meninx，意思是"膜"）覆盖并保护着大脑和脊髓。脑膜有3层：1. 硬脑膜；2. 蛛网膜；3. 软脑膜。硬脑膜是覆盖在中枢神经系统上最外层的膜。蛛网膜（来源于希腊语arachne，意思是"蜘蛛"）是胶原纤维和弹性纤维交织形成的网状结构。脑膜的最内层是软脑膜，软脑膜紧紧地覆盖在脊髓和大脑的神经组织上。脑脊液充填在硬脑膜和蛛网膜之间的间隙内。大部分供应中枢神经系统的血管位于软脑膜内。

▶ 什么是脑膜炎？

脑膜炎是脑膜的感染或引发的炎症。脑膜炎通常是由细菌或病毒感染而引起的，尽管某些真菌感染和肿瘤也可以引起脑膜炎。脑膜炎的常见症状包括突然发热、严重头痛和颈项强直。在更加严重一些病例中，神经学症状还包括恶心呕吐、意识模糊、方向感消失、对强光敏感以及食欲减退。早期治疗细菌性脑膜炎使用抗生素非常重要，可以降低疾病的病死率。

▶ 脑膜炎可以预防吗？

引进和广泛使用流感嗜血杆菌 B 和肺炎链球菌结合疫苗已经极大地降低了细菌引起脑膜炎的可能性。在 2005 年，疾病控制中心建议成人和大学新生重新注射脑膜炎球菌疫苗，这可以有效地抑制由脑膜炎奈瑟菌引起的 4 种类型的脑膜炎球菌疾病。

▶ 什么是灰质？

灰质是由神经元和无髓鞘的树突和轴突所构成。在脊髓内，灰质看起来像一个 H 形，中央是很小很狭窄的神经管。在活体标本中灰质的颜色是灰色的。

▶ 什么是白质？

白质是由有髓鞘的神经组织构成的。因为髓鞘是白色的，所以组织的颜色是白色的。

▶ 什么是脱髓鞘疾病？

脱髓鞘疾病是指周围神经系统或者中枢神经系统内神经元髓鞘的损伤。多发性硬化症（MS）是一种慢性的、使人体衰弱的疾病，影响到中枢神经系统的髓鞘。这种疾病是一种自身免疫病。在多发性硬化症的患者中可以检测到针对大脑和脊髓内神经周围髓鞘的抗体和白细胞。这种疾病会引起髓鞘的感染和损伤。脱髓鞘是指髓鞘的缺失，髓鞘是白质内隔绝神经末梢的一种物质。髓鞘可以辅助神经以最快的速度接收和重复来自大脑的信息。当神经末梢失去这种物质时，它们就不能正常地发挥作用，形成很多斑块，即"硬化"。硬化部分造成的结果有很多。损伤会减缓或者阻断肌肉的协调能力、视觉和其他依赖于神经信号的功能。

▶ 在格林-巴利综合征中髓鞘会受到怎样的损伤？

在格林-巴利综合征这样的自身免疫病中，人体的免疫反应会侵袭一部分周围神经系统。免疫系统开始损害包绕在很多周围神经轴突上的髓鞘，或者甚至损害轴突本身。轴突外没有髓鞘时，神经信号的传导速度就会减慢。在格林-巴利综合征中，周围神经的髓鞘受到了损害，神经就不能有效地传递信号。结果，肌肉开始失去它们对大脑指令做出反应的能力，这些指令必须通过神经网络传递。大脑从身体其他部位接收到的感觉信号的量也会减少，这使得患者对物质的质地、热量、疼痛和其他感觉逐渐丧失。另外，大脑接收到了一些不正确的信号，从而引起了刺痛、皮肤疼痛或者其他的痛觉。因为传递到上、下肢的信号以及由上、下肢传来的信号传递的距离最远，所以四肢是最容易受损的部位。

▶ 格林-巴利综合征的症状有哪些？

格林-巴利综合征首先表现出来的症状，包括腿部不同程度的无力以及抽搐。在很多病例中，无力和感觉异常还会累及上肢和整个上部躯体。在更严重的病例中，患者由于肌肉不能正常工作，全身几乎瘫痪。在这些病例中，疾病几乎危及到了生命，因为它会影响到呼吸，有时还会影响到血压或者心率。这样的患者通常需要呼吸机辅助呼吸，还需要严密监测患者的多项指征，如是否有异常的心脏搏动、感染、凝血以及高血压和低血压。但是，大多数患者，即使是最严重的格林-巴利综合征患者，都可以痊愈，尽管有些患者愈后会留有一定的无力症状。

▶ 中枢神经系统内有多少脑脊液？

整个中枢神经系统内含有3～5盎司（88～148毫升）脑脊液，这是一种清亮透明的无色液体。每天产生将近17盎司（500毫升）的脑脊液，每8小时（每天3次）就可以有效地更新一次。正常情况下，脑脊液流经脑室，进入大脑基底部的储水池（作为储存的封闭腔隙），流经大脑和脊髓表面，之后进入血液被吸收。

▶ 脑脊液的功能是什么？

脑脊液有3个重要的维持生命的功能：1. 维持大脑组织的漂浮状态，起到缓冲或者吸收振动的作用；2. 为大脑提供营养物质，运走废物；3. 在大脑和脊髓之间流动，补偿脑内血液量的变化（脑内的血流量）。

 ▶ **在脑脊液中大脑的重量是如何减少的？**

因为大脑是漂浮状态，漂浮于脑脊液中，所以它本身的重量——大约是3磅（1.4千克）就会减少大约14%，即不到2盎司（57克）。

▶ 脑脊液的循环受到影响后会怎么样？

阻塞性脑积水通常被称为"大脑内积水"，是由于脑脊液的产生、循环和重吸收紊乱造成的。因为脑脊液是不断生成的，一旦平衡被打乱，大脑内脑脊液的量就会持续增多。液体量的增多会导致大脑受到压迫和扭曲。如果不予治疗，颅内压会升高，通常会造成大脑功能的减退。对于婴儿，通常的治疗方法包括开放另一条通道，既可以阻止阻塞，又可以使多余的脑脊液流出。

大　脑

▶ 大脑有多大？

大脑重约3磅（1.4千克）。大脑平均体积约是71立方英寸（1 200立方厘米）。总体来说，男性的大脑要比女性的大脑大10%左右，这与人体的体形有关。大脑含有大约1 000亿个神经元和1万亿个神经胶质细胞。

▶ 大脑的大小与智力有关吗？

大脑的大小和智力无关。大脑最小的人［只有46立方英寸（750立方厘米）］与大脑最大的人［有128立方英寸（2 100立方厘米）］的智力是相同的。

▶ 从出生到长大成人，大脑的体积是如何变化的？

随着一个人从出生到长大成人，大脑细胞的体积在不断地增加，髓鞘形成的程度也在不断增加。尽管神经元的数目在出生后不会增加，但是神经胶质细胞的数目会不断增加。成人大脑的重量大约是出生时的3倍。在20～60岁，因为神经元的凋亡并且不能更新，大脑每年会减少0.033～0.10盎司（1～3克）。60岁之后，大脑每年的缩减率会增加到0.10～0.143盎司（3～4克）。

▶ 大脑主要分为哪些部分？

大脑可以分为4个部分：1. 脑干，包括延髓、脑桥和中脑；2. 小脑；3. 大脑；4. 间脑。间脑又可以继续分为丘脑、下丘脑、上丘脑和腹侧丘脑，也叫丘脑底部。

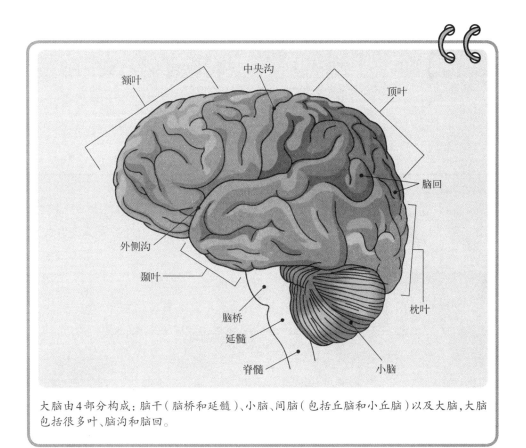

额叶　中央沟　顶叶　脑回　外侧沟　颞叶　脑桥　延髓　脊髓　小脑　枕叶

大脑由4部分构成：脑干（脑桥和延髓）、小脑、间脑（包括丘脑和小丘脑）以及大脑，大脑包括很多叶、脑沟和脑回。

▶ 大脑主要部分的功能是什么?

大脑的每个区域都有一定的功能，如下面这个表格所示。

大脑的区域	功　　　能
脑干	
延髓	在脊髓和脑之间传递信息，并将信息传递到大脑；对于心率、呼吸和消化活动进行调控的中心
脑桥	在髓质和大脑其他部分之间传递信息；调控着某些呼吸功能
中脑	参与视觉形成的过程，包括视觉反射、眼球的运动、晶状体调焦和瞳孔的扩大
小脑	参与运动协调、平衡和维持姿势的调控；导入运动系统需要的感觉信息

（续表）

大脑的区域	功　　　　　　能
大脑	意识思维过程和智力功能、记忆、感觉感知和感情的中心
中脑	
丘脑	感觉信息的传递
下丘脑	调节身体温度、水分平衡、睡眠周期、食欲、情感和激素分泌

▶ **是谁最先提出大脑的左半球与右半球的功能是不同的?**

　　科学家们早在一百多年前就已经知道了大脑两侧的两个半球分别控制着身体的对侧。但是，直到20世纪50年代，罗杰·斯佩里（1913—1994）才率先指出大脑左右两个半球的功能是不同的。他的实验对于"大脑分裂"学说有着突出的贡献。斯佩里因为他的伟大发现于1981年获得了诺贝尔生理学或医学奖。

▶ **连接脊髓和大脑的结构是什么?**

　　延髓连接着脊髓和大脑。延髓调节自主神经的功能，如心率、血压和消化功能以及自动功能，如呼吸节律。它将感觉信息传至丘脑和脑干的其他部分。

▶ **大脑内最大的部分是什么?**

　　大脑内最大的部分是大脑。大脑的外层布满了突起的部分被称为脑回，凹陷的部分叫作脑沟。最深的脑沟是大脑裂。大脑被分为左右两个半球。脑胼胝体在大脑半球中下部将左右两个半球连接起来。每个半球又可以分为4个部分，即四叶，是以覆盖在它们上方的骨骼的名字命名的。4个部分分别是额叶、顶叶、颞叶和枕叶。

▶ 大脑左半球和右半球各有什么功能?

大脑左半球控制着身体的右半边,还控制着说话、写字、逻辑、推理、科研和

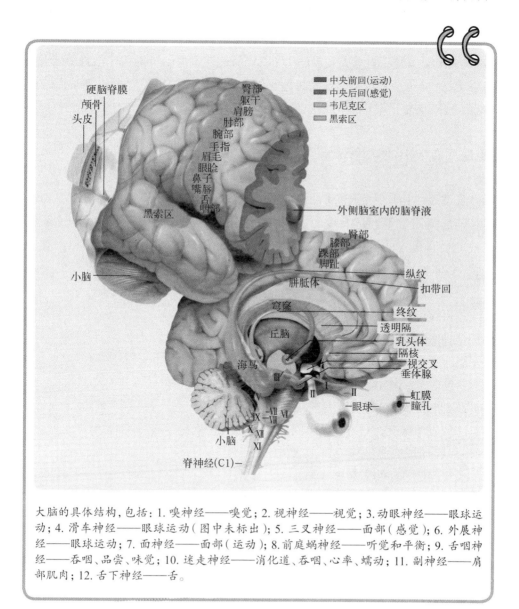

大脑的具体结构,包括:1.嗅神经——嗅觉;2.视神经——视觉;3.动眼神经——眼球运动;4.滑车神经——眼球运动(图中未标出);5.三叉神经——面部(感觉);6.外展神经——眼球运动;7.面神经——面部(运动);8.前庭蜗神经——听觉和平衡;9.舌咽神经——吞咽、品尝、味觉;10.迷走神经——消化道、吞咽、心率、蠕动;11.副神经——肩部肌肉;12.舌下神经——舌。

数学能力。相反,大脑右半球控制着身体的左侧,并且与想象力、空间感知、面容识别、艺术和音乐能力有关。

▶ 为什么血脑屏障很重要？

血脑屏障是由特殊的神经胶质细胞,即星形胶质细胞与血管相互连接形成的。它对于大脑内维持内环境的稳态极为重要。总体来说,只有脂溶性分子(如二氧化碳、氧气、固醇类和乙醇)可以轻易地穿过血脑屏障。水溶性分子(如钠离子、钾离子和氯离子)只能在特殊的载体分子的协助下才可以穿越血脑屏障。某些物质是根本不能通过血脑屏障的。

▶ 脑震荡是什么？

脑震荡是由于大脑受到冲击而产生的损伤,使得大脑的正常功能受到影响。脑震荡通常不会危及生命。因为大脑非常复杂,脑震荡的症状和体征在表现上会有很大的区别。有些人会丧失意识,而有些人不会丧失意识。有些症状会立即出现,而另有些症状数日或者数周后都不会出现。脑震荡的症状包括：

不可缓解的头痛或者颈部疼痛；

精神上受到影响,记忆力、集中能力或者做出决定的能力都减弱；

思维、讲话、行动或者阅读上十分缓慢；

容易走失或者容易意识混乱；

总是感觉到劳累,没有力气或者没有精神；

脾气发生改变(容易毫无原因地感到悲伤或者发怒)；

睡眠习惯发生改变(嗜睡或者失眠)；

头晕目眩、眩晕或者失去平衡；

想吐(恶心)；

对于光、声音十分敏感,容易注意力散失；

视力模糊或者眼睛容易疲劳；

失去味觉或者嗅觉；

耳鸣。

◉ 中风的两种形式是什么?

中风有两种形式:失血性中风和出血性中风。失血性中风是由于血管堵塞,使得大脑供血不足造成的。失血性中风占所有中风中的80%。出血性中风是因为血液流入或者流至大脑周围。出血性中风占所有中风中的20%。

◉ 中风的症状有哪些?

中风的症状出现得十分突然,包括肢体麻木或者无力,尤其是一侧身体麻木无力;意识混乱或者言语不清或者理解障碍;一侧或双侧眼睛视物不清;走路障碍,眩晕或者失去平衡、失去协调能力;或者无任何原因的严重头痛。通常会有多种症状同时出现,并且这些症状都出现得十分突然。

◉ 微小型中风与通常的中风有什么区别?

微小型中风,医学上也被称为短暂性缺血性休克(TIA),起病时类似于中风,但是之后可以自行缓解,而不出现任何的症状或者功能丧失。短暂性缺血性休克通常持续的时间有几分钟。对于所有的短暂性缺血性休克,症状都会在1小时内缓解。有过短暂性缺血性休克发作的患者应该尤其重视这个警示,因为在患有短暂性缺血性休克的5万美国人中大约有1/3在之后会有急性发作。因为所有中风的症状都会很快出现,而且不能决定它是短暂性缺血性休克还是真正的中风,所以需要及时用药进行治疗。

▶ 在美国,有多少人患有阿尔茨海默病?

据美国老年人研究学会估计,在美国,大约有400万人患有阿尔茨海默病。65岁的人中约有3%的人患有阿尔茨海默病,85岁以上的人中患有此病的比率明显增加。

▶ 痴呆病的两种最常见的类型是什么？

痴呆这个词是指一组由大脑功能受损而引起的症状。老年人中，痴呆病的两种最常见的类型是阿尔茨海默病和多发性阻塞性痴呆（有时也被称为血管性痴呆）。对于这种类型的痴呆病目前还没有治愈的方法。在阿尔茨海默病中，大脑中特定部位神经细胞的改变造成了大量细胞的死亡。有些研究者认为，阿尔茨海默病有一定的遗传学原因。阿尔茨海默病的症状包括轻度的健忘和严重的思维、判断及日常生活自理能力受损。

在多发性阻塞性痴呆中，发生一系列小中风以及大脑内血液供应的改变会造成大脑组织的死亡。小中风发作的部位决定疾病的严重程度及出现的症状。突然出现的症状可能是痴呆的早期表现。患有多发性阻塞性痴呆的患者疾病进程可能会很缓慢，或者很长时间内都维持稳定，之后如果发生更多的中风，就会迅速出现新的症状。很多患有多发性阻塞性痴呆的患者都与高血压有关。

▶ 阿尔茨海默病的七个警示性症状是什么？

阿尔茨海默病的7个警示性症状包括：

1. 一遍一遍地问着相同的问题；

2. 重复着一个故事，一个词一个词地讲，一遍又一遍地讲；

3. 忘记如何做饭、如何修理东西、如何玩牌以及忘记其他曾经很容易、很有规律做的事情；

4. 不能算清账；

5. 在熟悉的环境中会迷路，或者放错屋里的东西；

6. 忘记洗澡或者一次次穿着相同的衣服，但同时还坚持自己洗了澡或者那些衣服是干净的；

7. 依赖于其他人，如自己的爱人来作决定。

即使一个人有着以上几项或者大部分症状，都不能确定地表明患有阿尔茨海默病，这一点是非常重要的。这只意味着他需要接受专业的全面检查，这些医学专业人士包括神经学家或者心理学家，或者接受由研究记忆问题的专家组成的记忆紊乱诊所的检查。

脊　　髓

▶ **脊髓位于哪里?**

脊髓位于脊柱内。脊髓从颅骨的枕骨下方一直延伸到第一或者第二腰椎处。在成人中,脊髓有16~18英寸(41~46厘米)长,直径有0.5英寸(1.27厘米)。脊髓是连接大脑和身体其他部分的纽带。它是脊髓反射整合的部位。

▶ **马尾是什么?**

马尾(来源于拉丁文cauda,意思是"尾巴"及拉丁文equus,意思是"马")是一组脊神经,位于脊柱腰部下段。因为脊髓只到第一或第二腰椎,所以位于第一或第二腰椎以下的神经根非常细,像头发一样稀疏,看起来像马尾一样。

▶ **为什么医生要在第四腰椎(L4)部位进行脊髓抽液?**

脊髓抽液,也被称为腰椎穿刺,是从脊柱腰部的蛛网膜下隙内抽出少量的脑脊液。因为在第一或第二腰椎处以下就没有脊髓了,所以在第四腰椎处用针穿入蛛网膜下隙内就会减少伤害脊髓的危险。医生检验脑脊液,查看是否有感染。抽取脑脊液也可以降低由于受损伤或疾病造成的大脑或脊髓的水肿而引起的高压。

▶ **脊髓内的白质是如何分布的?**

脊髓内的白质被分为三部分。每个部分内含有的神经束的轴突都有相同的功能和结构特点。

▶ **脊髓神经束是什么?**

神经束是由直径、髓鞘和传导速度上相似的轴突构成的。神经束内的所有

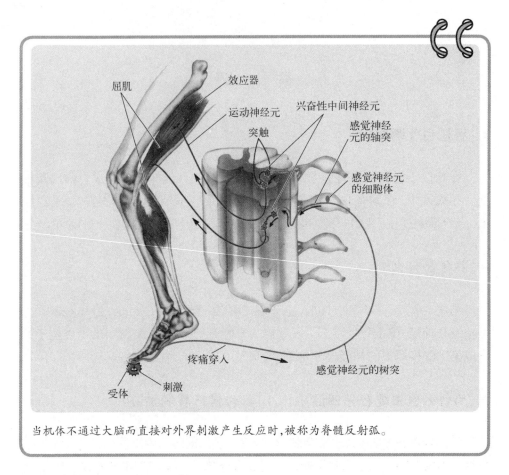

当机体不通过大脑而直接对外界刺激产生反应时,被称为脊髓反射弧。

轴突都向着同一个方向传递相同类型的信息。

▶ 上传性传导束和下行性传导束有什么区别?

上传性传导束是由感觉神经纤维构成的,这些纤维携带着信息由脊髓传到大脑。下行性传导束是由运动神经纤维构成的,这些纤维携带着信息由大脑传至脊髓。

▶ 反射是什么?

反射是一种对刺激的可预知的非随意性反应。反射是在18世纪的时候被命名的,因为反射看上去是脊髓对刺激产生反应的一种表现,就像是光在镜子上反射一样。反射能使身体对变化着的内部和外部环境很快做出反应,来维持内环境的稳态。涉及骨骼肌的反射被称为躯体反射。涉及平滑肌、心肌或者腺体的反射被称为内脏反射或者自主反射。

▶ 脊髓反射弧的组成成分和过程是怎样的?

脊髓反射弧仅仅是由脊髓内的神经元完成的,而不需要大脑的参与。反射弧通常起始于感觉神经元,终止于运动神经元。最简单的反射弧是单突触的反射弧,仅仅由两个神经元和一个突触构成。单突触反射弧中,感觉神经元和运动神经元的突触是直接相接的。尽管大多数的反射弧都很复杂,但是单反射弧反映了反射弧组成的基础。

▶ 膝跳反射的步骤是什么?

膝跳反射是按照以下5个步骤进行的:

1. 在膝韧带上敲击一下(膝韧带是附着在膝盖骨上的),会被肌肉内的受体(肌梭)感知;

2. 肌梭产生了神经冲动,神经冲动将沿着感觉神经纤维(传入神经纤维)传递,经过位于背根神经节内的细胞体,终止于运动神经元;

3. 神经末梢释放神经递质至运动神经元,在运动神经元的树突和细胞体上产生兴奋性突触后电位;

4. 运动神经元产生动作电位,导致肌肉内的神经末梢释放乙酰胆碱;

5. 肌肉对乙酰胆碱产生反应,产生去极化或者收缩。

▶ 反射是怎样用于诊断疾病和代谢紊乱的?

反射与一般的反应不同,可以作为神经系统紊乱或者综合征的指征。

反 射	描 述	疾病或损伤的指征
腹壁反射	躯体下方两侧前部的刺激会使腹壁肌肉发生收缩	腹壁反射消失有可能说明外周神经的损伤或者脊髓胸段下方反射中心的损伤;还说明可能有多发性硬化

反　射	描　　述	疾病或损伤的指征
跖反身（跟腱反射）	敲击比目鱼肌和腓肠肌的跟腱会引起肌肉的收缩，产生足部的跖反射	反射消失说明腿后部肌肉神经损伤，或者腰骶部神经元受损；还说明可能患有慢性糖尿病、酒精中毒、梅毒或者蛛网膜下隙出血
巴宾斯基反射	刺激脚底侧面，可以引起脚趾屈曲（跖屈）	反射存在说明椎体运动系统上运动神经元受损
肱二头肌反射	刺激肘部的肱二头肌肌腱，可以使肱二头肌和肱肌收缩，引起肘部的屈曲	反射消失说明C5或者C6脊柱水平的损伤
布氏反射	颈部的屈曲会引起大腿小腿的屈曲	反射存在说明有脑膜炎刺激征
霍夫曼（Hoffmann）征	轻弹中指可以产生其他三指和拇指的屈曲	反射存在说明脊髓上运动神经元的损伤
柯氏征	患者平卧，髋关节屈曲，膝关节伸直，可以引起膝关节屈曲	反射存在说明有脑膜刺激征或者椎间盘突出
膝反射（膝跳反射）	敲击膝韧带可以引起股四头肌收缩，会使腿部翘起	反射缺失说明L2、L3、L4水平的损伤，还说明可能有慢性糖尿病和梅毒
隆贝（Romberg）反射	当闭眼时不能保持平衡	反射说明背部脊柱的损伤
肱三头肌反射	敲击肘部的，会引起肱三头肌收缩，产生肘部的伸展	反射缺失说明C6、C7、C8脊柱水平的损伤

▶ 脊髓的损伤部位是如何反映出损伤性质的？

　　在第五颈椎或第五颈椎以上的脊髓损伤会使上下肢的感觉和运动能力丧失，而且损伤部位以下的躯体功能都会受损。高位脊柱损伤之后的瘫痪被称为四肢瘫痪。胸部脊髓的损伤只会影响到下肢的运动功能。仅仅造成下肢瘫痪的被称为截瘫。

▶ 脊髓损伤是如何分型的?

脊髓的损伤会造成一段时间内感觉和运动的缺失,被称为脊髓休克。损伤的严重性决定着瘫痪持续的时间以及是否会造成永久性的损伤。

脊髓震荡对于脊髓不会造成明显的损伤。引起脊髓休克是暂时的,只会持续数小时。

脊髓挫裂伤侵犯的是受损脊髓的白质。恢复过程更加缓慢,而且可能造成永久性损伤。

脊髓撕裂伤,是由脊柱破裂或者其他异物穿入脊髓造成的,通常恢复过程较长,而且不能完全恢复。

脊髓挤压伤通常发生于椎管受压或者扭曲。降低压力通常可以缓解症状。

脊髓截断性损伤是脊髓受到的严重损伤。手术不能修复损伤的脊髓。

周围神经系统:躯体神经系统

▶ 周围神经系统的组成成分是什么?

脑神经和脊神经构成了躯体的周围神经系统。这些神经将大脑和脊髓与外周器官,如皮肤表面和骨骼肌相连接。

▶ 体内周围神经的总长度有多长?

体内周围神经的总长度大约有9.3万英里(15万千米)长。

▶ 人体内有多少对脑神经?

人体内有12对脑神经。脑神经用罗马数字标记命名。罗马数字表明脑神经由大脑传出的顺序。脑神经的名字表明其功能的解剖学特点。

◗ **脑神经都有哪些,它们的功能是什么?**

脑神经及其功能

脑神经的名称	功　　　　　　能
Ⅰ嗅神经	嗅觉
Ⅱ视神经	视觉
Ⅲ动眼神经	眼球和眼睑的运动,收缩瞳孔,晶状体聚焦
Ⅳ滑车神经	眼球运动(向下、向外运动)
Ⅴ三叉神经	面部的感觉,包括头皮、前额、面颊、上唇、上腭、舌以及下颌的感觉;咀嚼
Ⅵ外展神经	眼球外侧运动
Ⅶ面神经	面部表情、味觉、眼泪和唾液的分泌
Ⅷ前庭蜗神经	听觉和平衡
Ⅸ舌咽神经	味觉和其他舌部的感觉;吞咽和唾液的分泌
Ⅹ迷走神经	吞咽、咳嗽、发声;监控血压和血液中氧气、二氧化碳的水平
Ⅺ副神经(也叫脊副神经)	发声;控制着上腭骨骼肌、咽喉部骨骼肌;头和肩膀的运动
Ⅻ舌下神经	说话和吞咽时舌头的运动

◗ **最大的脑神经是什么?**

三叉神经是最大的脑神经,尽管它不是最长的神经。

◗ **哪根脑神经损伤造成了三叉神经痛?**

三叉神经痛是由于第五脑神经——三叉神经受压迫或者退行性变造成的。患有三叉神经痛的患者会感到面部一侧突发严重刺痛,一直延伸至下颌或者面颊。疼痛可能会持续几秒,也可能几小时、几天、几周甚至数月之后又反复发生。这样反复出现的疼痛会迅速缓解,甚至数月或者数年没有一点症状。

◉ 面神经瘫痪是由哪部分脑神经受损引起的？

面神经瘫痪是一种短暂的面部瘫痪，是由于第七对脑神经——面神经受损造成的。神经水肿、感染或者受压迫，都会引发从大脑传至面部肌肉的信息受到阻碍。患有面神经瘫痪的个体面部一侧或者两侧会出现刺痛、无力或者瘫痪；眼睑下垂以及嘴角歪斜；面神经瘫痪；眼干口干；味觉受损以及一只眼睛流泪不止。

◉ 人体内一共有多少对脊神经？

人体内一共有31对脊神经。脊神经是根据它们位于脊柱阶段来分组的。脑神经有8对（C1-C8），胸神经12对（T1-T12），腰神经有5对（L1-L5），骶神经5对（S1-S5）以及1对尾神经（Co1）。

◉ 脊神经是如何附着在脊髓上的？

脊神经在脊椎管内分为两束：背根和腹根。背根是位于后部的束，内含有感觉神经元的轴突，它们将信息传入脊髓。腹根是位于前部的束，内含有运动神经元的轴突，将指令传递至肌肉或者腺体。因此，每个脊神经是感觉神经元和运动神经元的复合体。

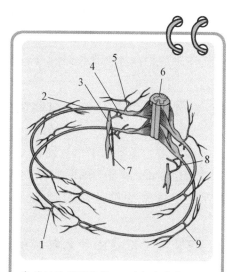

脊神经的解剖结构：1.前部表皮束；2.腹支；3.交感神经节；4.白质分支；5.背支；6.脊髓；7.交感神经；8.灰质分支；9.外侧表皮束。

◉ 体内最长的脊神经是什么？

最长的脊神经是胫神经，平均有20英寸（51厘米）长。

◉ 神经丛是什么？

神经丛（来源于拉丁文plectere，意思是"辫子"）是脊神经交汇成的网状结构。身体每侧都有4个主要的神经丛：1. 颈神经丛支配着颈部的肌肉、颈部的皮肤、头的后方以及膈肌；2. 臂神经丛支配着肩膀和上肢；3. 腰神经丛支配着腹壁的皮肤和肌肉；4. 骶神经丛支配着臀部和下肢。神经进一步会分成很多更小的分支。

▶ 皮刀是什么？

皮刀（来源于希腊语derma，意思是"皮肤"及希腊语tomos，意思是"切割"）是皮肤表面被单独的脊神经支配的部分。

▶ 哪种感染可以影响单个皮刀的皮肤？

带状疱疹，症状表现为皮肤上疼痛的疹子，对应着单个皮刀部位的感觉神经。病毒也是引起水痘的一种病毒。如果有人小时候得过水痘，病毒就会在脊神经的神经根内休眠很长时间。病毒如果被激活，就会引起带状疱疹。

▶ 坐骨神经痛是由什么引起的？

坐骨神经痛是由于坐骨神经受压引起的，比如椎间盘突出可能是由于长时间坐着的时候，臀部后面的兜里放了钱包而引起的压迫导致的。疼痛通常会在数周之后缓解，也可以买一些非处方药来缓解症状。

▶ 腕管综合征是由什么神经的损伤引起的？

正中神经控制着拇指和其他手指（尽管不包括小指）的掌侧的感觉，同时还控制着某些手部小肌肉的神经冲动，这些神经冲动可以使得拇指和其他手指运动。腕管综合征发生于前臂和手掌之间的正中神经受压或者手腕受压的时候。腕管是一条狭窄的、刚性的、由手底部的韧带和骨骼构成的通路，腕管内走行着正中神经和肌腱。有时，外部受刺激的肌腱会加厚或者其他的水肿造成腕管的狭窄，会引起正中神经受压。腕管综合征的典型症状是手部和腕部疼痛、麻木，通常会放射至手臂。

根据美国神经疾病和中风学会的规定,腕管综合征的早期治疗包括使受感染的手及手腕休息至少2周。非固醇类抗炎药可以用于止痛。冰敷和皮质醇药物可以缓解肿胀和对神经的压力。如果症状仍然持续,可以通过外科手术将手腕周围的组织带切断,来减少正中神经上的压力。

▸ 当脚部麻木时,为什么会感觉到像针扎一样?

局部的压力,比如长时间跷着腿或者坐在腿上,会暂时压迫神经,使脚部的感觉和运动功能短时丧失。当局部压力解除后,由于神经末梢开始重新兴奋,所以会感到一种像针扎一样的感觉。

周围神经系统:自主神经系统

▶ 自主神经系统是用于调节哪些活动的?

自主神经系统是用于调节非随意性活动的,即不受意识控制的。比如,自主神经系统调控体内平滑肌、心肌和腺体的活性。

▶ 自主神经系统是如何构成的?

自主神经系统是由两部分构成的:交感神经系统和副交感神经系统。交感神经系统又称为"战斗或飞行"系统,因为它通常会刺激组织的代谢、增加机体的警觉性,通常使机体准备应对紧急情况。副交感系统也被称为"静息和睡眠"系统,因为它能够保存能量,促进静息时的活动,如消化。总体来说,交感神经系统和副交感神经系统都支配着靶细胞的活动。

▶ 自主神经系统的神经通路与躯体神经系统有什么不同?

躯体神经系统内,运动神经元有髓的轴突直接从中枢神经系统延伸至效应器(如骨骼肌)。自主神经系统内的神经通路通常是由两个神经元构成。第一个神经元为节前神经元,它的细胞体位于中枢神经系统内。它的有髓轴突从中枢神经系统延伸至自主神经节或者神经连接处,在神经结和连接处,轴突与第二个神经元相连接。第二个神经元为节后神经元,位于周围神经系统。

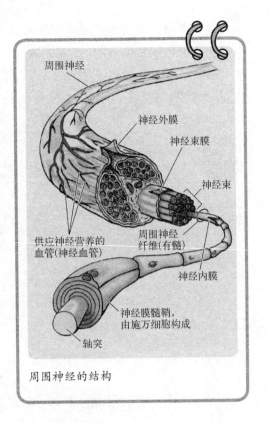

周围神经的结构

▶ 躯体神经系统与自主神经系统有什么区别?

下面的表格是躯体神经系统与自主神经系统的区别。

躯体神经系统与自主神经系统的区别

	躯体神经系统	自 主 神 经 系 统
效应器	骨骼肌	心肌、平滑肌以及腺体
调控的类型	随意调控	非随意调控
神经通路	一个运动神经元由中枢神经系统和突触直接延伸至骨骼肌纤维	运动神经元(节前神经元)从中枢神经系统和突触延伸至另一个神经节内的运动神经元;第二个运动神经元(节后神经元)突触与内脏效应器相连
神经递质	乙酰胆碱	乙酰胆碱或者去甲肾上腺素
神经递质在效应器上的作用	总是起到兴奋性作用(引起骨骼肌收缩)	有时是兴奋性作用(引起平滑肌的收缩,增加心率,增加心脏收缩力,或者增加腺体的分泌);有时是抑制性作用(引起平滑肌的松弛,减缓心率,或者减少腺体的分泌)

▶ 交感神经系统与副交感神经系统对于器官的作用有什么不同?

很多器官同时受到自主神经系统的交感神经系统和副交感神经系统的支配。

交感神经系统和副交感神经系统的神经支配

效应器	交感神经支配的效应	副交感神经支配的效应
心肌		
心脏	增加心率,增加心脏的收缩力以及血压	减缓心率、心脏收缩力,降低血压
平滑肌		
眼	扩张瞳孔;视远处物体	收缩瞳孔;视近处物体
胃和小肠	减缓蠕动;收缩括约肌	增加蠕动;舒张括约肌
肺	舒张;气道直径增加	收缩;气道直径减小
发囊的立毛肌	收缩使得毛发直立(鸡皮疙瘩)	未知效应
膀胱	减少膀胱内容量;收缩括约肌	收缩肌肉壁;松弛内部平滑肌,防止排尿
生殖器官	男性射精	阴茎勃起(男性)或者阴蒂勃起(女性)
腺体		
汗腺	增加分泌	无(没有神经支配)
泪腺(流泪)	无(没有神经支配)	刺激分泌
唾液腺	减少消化液分泌	增加消化液分泌
肾上腺	肾上腺髓质分泌肾上腺激素和非肾上腺激素	无(没有神经支配)

学习和记忆

▶ 大脑的哪个部位参与高级指令功能?

高级指令功能,如学习和记忆,涉及大脑皮质各个区域之间复杂的相互作用,以及大脑皮质和大脑其他区域之间的作用。信息整合既有随意性的也有非随意性的。因为高级指令功能并不属丁大脑内的放电程序,所以这些功能在一段时间内用于调控和整合。

▶ 大脑皮质的组成区域是什么，它们的功能是什么？

大脑皮质被分为3个功能区：1. 感觉区；2. 运动区；3. 连接区。感觉区接收并整合感觉神经冲动。运动区调控肌肉的运动。连接区参与综合性功能，如记忆、情感、推理、意愿、判断、个性和智力。

▶ 大脑内哪些区域调控着那些特殊功能？

研究者发现大脑内的某些区域调控着机体的某些特殊的功能。在1909年，德国的科宾尼安·布莱德曼（1868—1918）医生，发表了《大脑皮质基底细胞的比较定位原则》。这篇文章内详述了大脑皮质内功能的定位图。这幅定位图现在仍被用于描绘大脑皮质内某些特殊功能区域的定位。

一些重要的布莱德曼功能区

功　能　区	功　　　　　能
1、2、3	基础的躯体感觉区（触觉，关节和肌肉的位置，痛觉，温度觉）
4	基础的运动区（调控着某些肌肉或者肌肉组）
5、7	躯体感觉联系区（整合躯体感觉；也可以对过去的感觉信息进行记录或记忆）
6	运动前区（处理习得的运动功能）
8	额眼部区域（眼部运动）
9、10、11	第三期运动
17、18、19、20、21	视觉（传递有关形状、颜色的视觉信息；整合评估视觉信息）
22	听觉有关区域（整合有关语言、音乐或者噪声的信息）
28	基础的嗅觉区域（接收嗅觉的冲动）
39、40（也包括22）	韦尼克区（语言）
41、42	基础听觉区（接收听觉的冲动，包括声音的信息，如音调和节奏）
43	基础消化区（接收味觉冲动）
44、45	布罗卡区（语言）

▶ 是谁首先发现了大脑中负责语言的区域？

皮埃尔·保罗·布罗卡（1824—1880）于1861年首先发现了大脑内负责语言信息的区域。他发现一个患者不能够说话，只能发出"tan、tan"的无意义的声音。在患者去世后，布罗卡检查了这个人的大脑，发现患者大脑半球中缺少了额叶的一部分。布罗卡继续研究了很多失语患者的大脑，发现他们大脑内也都缺少了相同的区域。

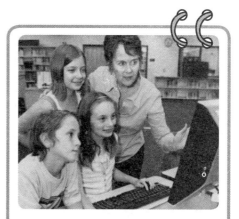

如何衡量智力，影响学习能力的是遗传因素还是环境因素这两个问题至今仍没有确定的答案。

▶ 布罗卡区和韦尼克区的区别是什么？

布罗卡区和韦尼克区都与语言相关。布罗卡区与形成语言有关。它控制着大脑语言中枢。韦尼克区与语言的整合和理解有关。

▶ 失语症是由于什么原因造成的？

失语症是由于大脑的某些部分受到损害而造成的语言功能障碍，这些部分是负责语言信息的。中风是造成失语症最常见的原因，失语症也可以由脑部肿瘤、感染、头部损伤或者痴呆造成的脑部损伤引起。患有失语症的患者在说话方面有障碍——不仅发音困难，而且不能形成完整的句子结构；在理解别人说话方面也有障碍，或者两者都存在障碍。

根据失语症的严重性（以及脑部永久性损伤的可能性），一些患者有可能失去说话的能力，不能恢复到以前的正常状态。但在大多数情况下，语言治疗对于重新恢复语言功能是很有必要的。

▶ 衡量智力可能吗？

最早的衡量智力水平的测试是由法国生理学家阿尔弗莱德·博尼特

（1857—1911）于1905年发明的。这项测试的目的是用来衡量某些能力，如判断能力、理解能力和推理能力等，依据测试的结果让儿童进入学校合适的年级就读。这项测试由斯坦福大学的心理学家路易斯·特曼（1877—1956）于1916年引入美国，并且重新更名为斯坦福-博尼特测试。此后，其他的智力测试，比如微斯乐成人智力评分和微斯乐儿童智力评分相继问世。这些测试可以提供智力水平的评分，也被称为IQ。

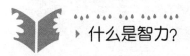

什么是智力？

对于智力，没有清晰的标准定义。心理学家定义智力为一个人对环境的适应能力，这是理解智力是什么以及智力的功能的基础。大多数研究者都认为智力是一个人理解环境、合理评价环境形成一定反应的能力。

▶ IQ是如何计算的？

IQ，也叫作智力评分，最初是计算一个人精神年龄占他实际年龄的比例，再乘以100。根据这个方法，一个10岁的孩子经过测试后达到了12岁孩子的智力水平（精神年龄是12），那么他的IQ就是12/10×100=120。最近，"精神年龄"的概念受到了质疑，IQ就是以人们应该达到的智力水平所占的统计学百分比为基础来计算。IQ为70的人或者70以下的人表明智力有障碍，IQ130或者以上的人表明有较高的智力水平。

▶ 记忆是什么？

记忆是唤起过去信息和经历的能力。记忆和学习相关，因为为了记下来有关的知识，必须先学习。记忆的东西可以是某些事情或技巧。记忆的痕迹通常是在学习过程中由神经元储存记录在大脑中的具体事情的信息。但是，科学家们并没有完全研究清楚记忆在大脑中是如何形成和重现的。

▶ 短期记忆与长期记忆的区别是什么?

短期记忆也称为基础记忆,是指可以被迅速回忆起来的一些小信息。被回忆起来的信息没有永久的意义,如经常使用到的人名或者电话号码。长期记忆是经过整合后可以被长时间记住的信息。短期记忆可以被转化成长期记忆。

▶ 大脑中的哪个部位管理记忆?

大脑中的很多部位都与记忆有关,包括额叶、顶叶、枕叶和颞叶皮质的连接部位、海马和间脑。海马受损会引起短期记忆不能转化成长期记忆。记忆丧失有可能是因为创伤或者受伤、疾病、生活方式不良,如酗酒和吸毒,或者年老引起。

 ▶ 一个人的记忆能力可以改善吗?

提高记忆力可以有不同的手段和方法。研究表明,一个活跃的不断学习新信息的人不容易记忆力衰退。其他的方法还有减压、保持乐观的态度以及利用视觉和语言的记忆符或者利用其他记忆辅助方法。记忆辅助方法的一个例子就是视觉形象记忆。

▶ 健忘是什么?

健忘是指因为疾病或者创伤造成的记忆丧失。丧失记忆的内容和类型取决于大脑受损的部位。患有退行性健忘的患者失去了对过去发生事情的记忆。通常,患者不能立即回忆起过去的事情或者时光,他们通常是因为事故或者跌落损伤造成的。

患有顺行性健忘的患者不能够储存更多的记忆，但是他们早期的记忆是完整的，并且可以回忆起来。他们很难形成新的长期记忆。所以，每一次经历对于这些患者来说都是全新的，即使他们曾经经历过，如见过一个人或者读过一本书。

睡 眠 和 梦

▶ 什么是意识？

一个有意识的个体是清醒的，对其周围的环境是警觉的。而一个没有意识的个体是不能够感知到他周围的环境的。有意识的状态被划分为正常的意识状态到有意识但不能做出相应反应的状态，而无意识状态可以被划分为睡眠到昏迷状态。

▶ 格拉斯哥昏迷评分标准是如何将意识状态进行分类的？

格拉斯哥昏迷评分（GCS）标准是最常用的划分严重头部受伤或者其他神经系统疾病的评分系统。它对3个部分的反应进行评分，包括眼、语言和运动反应，之后得出总得分。下面的这个表格列出了评分的具体方法：

格拉斯哥昏迷评分标准

评价部位	反　　　　　　　　应	得　分
睁眼反应	自发的——可以眨眼	4
	需要语言刺激，命令、话语	3
	只有让其感受到疼痛才睁眼（不适用于面部）	2
	无反应	1
语言反应	可以谈话	5
	言语混乱，但是可以回答问题	4

评价部位	反　　应	得　分
语言反应	言语混乱,词汇使用不当	3
	表达的语言不清楚	2
	无反应	1
运动反应	可以按照指令行使运动	6
	对疼痛刺激产生有目的的运动	5
	感到疼痛后收缩	4
	感到疼痛后屈曲(去皮质化状态)	3
	感到疼痛后伸展(去大脑化状态)	2
	无反应	1

格拉斯哥昏迷评分总分表明了昏迷的程度:

GCS为3～8分:昏迷,没有睁眼运动,没有执行命令的能力,没有语言表达;

GCS在8分或8分以下:严重头部受伤;

GCS为9～12分:中度头部受伤;

GCS为13～15分:轻度头部受伤。

▶ "脑死亡"最初是什么时候被定义的?

临床上首次定义"脑死亡"为深度昏迷(意思是超过昏迷的一种状态),它是由法国神经学家P.莫拉利特和M.高隆于1958年提出的。

▶ 睡眠可以分为哪几个阶段?

来自睡眠时记录的大脑活动的EEG(脑电图)数据显示,睡眠至少可以分为4个独立的阶段。在第一个阶段时,心率和呼吸频率有着轻度的减少,眼球由一侧至另一侧的运动也减缓了,被试者有一种漂浮的感觉。睡眠的第一阶段通常不被划分为真睡眠中。这个阶段仅仅持续5分钟。在第一阶段清醒的人通常会坚持认为他们没有睡着,而仅仅是在闭着眼睛休息。

睡眠第二个阶段的特点是出现短时的波,被称为含有"K复合波"的"睡眠纺锤波","K复合波"是出现于睡眠纺锤波前方或者后方的高电压波。眼球运动通常是静止的,心率和呼吸的频率只有轻度减少。睡眠程度不深。

睡眠的第三个阶段是中度睡眠,特点是具有稳定的缓慢的呼吸频率、缓慢的心率以及体温和血压的下降。在处于睡眠的第三个阶段时,只有很大的声音才可以把人吵醒。

睡眠的第四个阶段,被称为无视睡眠,是睡眠程度最深的阶段。它通常发生在进入睡眠的1小时以后。大脑的波形变得更慢,心率和呼吸频率比清醒状态时都下降了20%或者30%。处于睡眠第四个阶段的个体不会被外界的刺激(如噪声)吵醒,尽管脑电图显示大脑会识别这些刺激。睡眠的第四个阶段持续1小时之后就会结束,然后就会逐渐进入第三个阶段,之后回到第二个阶段和第一个阶段,最后新的一个循环又开始了。

▶ 为什么人们要睡觉?

目前,科学家们还不清楚为什么人们要睡觉,但是有研究表明,睡眠对于人

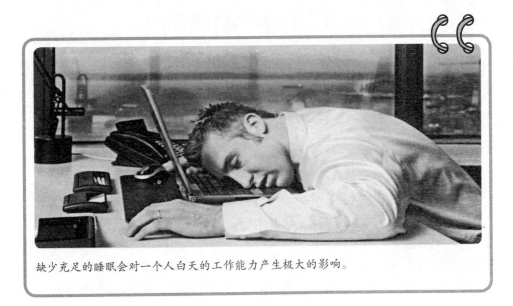

缺少充足的睡眠会对一个人白天的工作能力产生极大的影响。

类的生存有着重大的意义。睡眠对神经系统正常的工作十分必要。如果晚上睡眠过少的话会让人感到意志消沉,第二天不能集中精力,长期过少的睡眠会导致记忆力和身体的损伤。如果持续睡眠不足就会产生幻觉,甚至改变性格。

 ▶ 每个人每天晚上会做多少梦?

平均每个人每天晚上都会做3～4个梦,每个梦会持续10分钟或者更长时间。

▶ REM睡眠是什么?

REM睡眠是指快速眼动睡眠。它的特点是比非快速眼动睡眠(NREM)的呼吸更快,心率更快。唯一没有快速眼动睡眠的人是那些先天性的盲人。快速眼动睡眠通常会有4～5个周期,时间通常为5分钟～1小时,随着睡眠的持续,快速眼动睡眠的时间也会延长。

▶ 什么是睡眠周期?

通常,每个晚上都有数个睡眠周期。每个周期都是由快速眼动睡眠开始的。晚上比较早的时候会有睡眠的第三和第四阶段,但是这些阶段在早上的时候,即快速眼动睡眠的周期更长,睡眠深度更浅的时候就会消失。

▶ 在睡眠周期中什么时候会做梦?

几乎所有的梦都发生在快速眼动睡眠时。科学家们还不知道为什么做梦很重要,其中一个学说是说大脑将白天需要的信息进行分类,去除那些不需要的信息,或者营造一种情景去缓解某些因素造成的精神压力。不管梦的功能是什么,大多数不做梦、睡眠不好的人都会精神不好,很难集中精力,甚至会出现幻觉。

▶ 为什么记住梦很难?

梦的内容是储存在短期记忆中的,而且不能被转化为长期记忆,除非它们被清晰地表达出来。睡眠研究表明当一个人认为他从来不做梦的时候,其实他会经常在夜间的睡梦中醒来。

▶ 一个人需要睡多长时间?

随着一个人的年龄增长,花在睡眠上的时间也有所改变。下面的表格显示了不同年龄的人通常在夜间需要的睡眠时间。当一个人20岁的时候,他就大约已经花了生命中8年的时间来睡觉。一个60岁的人,已经花了大约20年的时间用于睡觉。

年　龄	睡眠时间(小时)	年　龄	睡眠时间(小时)
1～15天	16～22	19～30岁	8
6～23个月	13	31～45岁	7.5
3～9岁	11	45～50岁	6
10～13岁	10	50岁以上	5.5
14～18岁	9		

▶ 如果一个人不睡觉,那么他能活多久?

缺乏睡眠会比饥饿更容易造成人的死亡。一个人如果不吃东西,可以生存几个星期,但是10天不睡觉人就不能生存了。睡眠缺乏的人,会在之后的几天里感到精神上极度痛苦,会产生幻觉以及心理疾病。

▶ 睡眠疾病都有哪些?

最常见的睡眠障碍是失眠。失眠就是指入睡困难,不能入睡。从学术角度看，失眠是睡眠障碍的一个症状。所以，治疗失眠依赖于治疗基础的失眠原因，这些原因有可能是压力、抑郁或者饮用了过多的咖啡因或者酒精。

嗜睡是指即使夜间睡得很好，白天时也极度想睡觉。嗜睡通常会被人们误认为是由于抑郁、懒惰、无聊或者其他消极的性格造成的。

发作性睡病的特征是在不正确的时间睡觉。这种睡眠只会持续数分钟，通常在出现肌无力症状之前发生。情绪因素会造成发作性睡病的发生。有些患有发作性睡病的患者会经历一种被称为睡眠瘫痪的状态。当他们醒来时，他们的肢体不能活动，只能进行呼吸、眼球运动。换句话说，就是大脑已经清醒了，但身体还处于睡眠中。

睡眠窒息是一种呼吸性疾病，患者通常因为呼吸受到影响有时甚至是短暂的停顿一段时间而从睡梦中醒来。阻塞性睡眠窒息（OSA）是最常见的一种睡眠窒息的形式。它会在空气不能够流入、流出鼻子或嘴以至于影响到呼吸的时候发生。

▶ 在睡眠周期中什么时候会发生梦游？

梦游通常发生在深度睡眠时，但是也可以在非快速眼动睡眠时期发生。梦游通常会发生在儿童中，尽管国家睡眠协会估计人群中有1%～15%的人会发生梦游。梦游者通常还处于睡眠中，而且不记得他们离开了床。与很多流行的说法不同，梦游者也可能是醒着的，尽管他们当时意识并不清醒。

▶ 什么是生物钟？

生物钟（来源于拉丁文circa，意思是"大约"及dies，意思是"白天"）是指人体内部的节律。尽管我们的生活都处于24小时内，但是研究者发现正常的生物钟超过25个小时为一个周期。很多生理过程，包括睡眠/清醒周期、人体体温、消化液分泌和肾脏功能都是按照如此的一个周期进行的。比如，体温在下午晚些时候/夜间早些时候达到最高，而在清晨2～5时最低。血压、心率和呼吸都是按照一定的节律循环的。夜间尿液的产生会减少，这样就可以不打断睡眠。

生物钟紊乱通常发生在睡眠/清醒周期被打乱。通常值班的人会出现这种情况，他们的生物钟由于睡眠被打乱以及工作时间的安排而被扰乱了。时差综合征是另一种生物钟紊乱的情况。

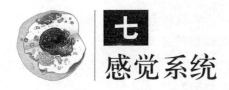

七
感觉系统

简　介

▶ **主要的感觉都有哪些?**

　　早在希腊哲学家亚里士多德的时期,人们就知道人有5种感觉——嗅觉、味觉、视觉、听觉和触觉。最近,科学家们将感觉划分为两个主要的类型:一个是特殊感觉,是由特殊位置上的感觉器官产生的,包括嗅觉、味觉、视觉、听觉和平衡觉。另一个是一般感觉,广泛分布在全身各处,包括触觉、压力觉、痛觉、温觉和震动觉。

▶ **感觉受体是什么?**

　　感觉受体是位于皮肤和其他组织内的可以探测到内部和外部环境中变化的结构。这些受体包括特化的神经末梢或者特化的与神经元细胞密切接触的细胞,这些神经元细胞能够将刺激的能量(声音、颜色、气味等)在神经系统内转化为电信号。感觉受体,与其他的细胞一起构成了重要的感觉器官,包括眼睛、耳朵、鼻子和味蕾。

▶ **已经确定的感觉受体一共有多少种?**

　　已经确定的感觉受体一共有5种类型,每种类型都对应着一种不同的刺激类型。

化学受体——对化学复合物比如气体分子产生反应；

光学受体——对光产生反应；

温度受体——对温度的变化产生反应；

机械受体——对压力或者运动的变化产生反应；

痛觉受体——对引起痛觉的刺激产生反应。

 ▶ 在人群中有共同感觉的人有多少？

共同感觉，或者也被称为牵连感觉，是指一个人不仅会有受到刺激的感觉，还可以感觉到其他种类刺激产生的感觉。比如，一个有牵连感觉的人看到的音符会以为是色彩，或者尝到一种味道却感觉是皮肤上不同的质感。最常见的是一些字母、数字，或者很长的一段时间让这个人感觉成一定的颜色。每50万个人中就有一个人患有共同感觉，这种现象可能与遗传有关，而且在女性中最常见。

▶ 男性和女性的感觉相同吗？

研究表明，女性对于嗅觉、味觉、触觉、听觉和视觉方面比男性更敏感，而且她们更容易受到激素的影响。测试女性在月经周期时的感觉发现，在排卵时女性的感觉最敏锐，因为那个时候雌激素的水平最高。

▶ 体内的哪种结构与一般感觉的受体相关？

一般感觉的受体，包括触觉、压力觉、痛觉、温觉和震动觉，通常与皮肤相关。而其他受体与深部结构，比如肌腱、韧带、关节、肌肉和内脏相关。

▶ 舌头是感觉器官吗?

舌头对于触觉、温度和痛觉比身体其他的部位都更加敏感。

▶ 痛觉受体的另一个名称是什么?

痛觉受体也被称为伤害感受体。它们通常位于皮肤的最表层、关节囊内、骨膜内以及血管壁周围。

▶ 哪种感觉与情感最相关?

嗅觉是与情感最相关的感觉。因为从嗅觉感受器传到大脑的一些神经必须通过边缘系统,这样才能在每次闻到气味时刺激边缘系统和其情感及性中心。

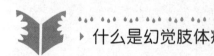

▶ 什么是幻觉肢体痛?

幻觉肢体痛来源于不存在的组织的疼痛。这个名称与美国内战时的一个科学家发现的一个现象有关,美国内战时一个双腿截肢的退伍士兵叫别人去按摩他痉挛的腿部肌肉。对于幻觉肢体痛的一个解释是,在残肢内仍然会存留有神经产生神经冲动传递到大脑,使大脑整合出来自不存在肢体的信息。其他的理论解释说,幻觉可能是大脑由于缺少来自不存在肢体的正常信息而引起的信息重新整合。

▶ 人体是如何感知温度的变化的?

温度感觉是通过特殊的游离神经末梢感知的,这些神经末梢被称为冷感受器和热感受器。冷感受器会对温度的降低产生反应,而热感受器会对温度的升高产生反应。冷感受器对于50～68 ℉（10～20℃）的温度最敏感。低于50 ℉（10℃）的温度会刺激痛觉感受器，产生冰冻的感觉。热感受器对于超过77 ℉（25℃）的温度最敏感，而温度超过113 ℉（45℃）时会失活。接近或者超过113 ℉（45℃）的温度会刺激痛觉感受器，产生灼烧感。热感受器和冷感受器反应都十分迅速。持续刺激不到1分钟，感受到的温暖或者寒冷的感觉就会消失了。

嗅　　觉

▶ 嗅觉是如何行使功能的？

嗅觉的产生与上部鼻腔内的感觉受体细胞相关。嗅觉感受器是一种化学感受器。刺激嗅觉感受器的化学物质以气体分子的形式进入鼻腔，被称为气味。气味可以在被感知前就溶解于水样的液体中，这些液体位于嗅觉感受器细胞的纤毛周围。这些特化的细胞，即嗅觉感受器神经元，是神经系统内唯一可以直接与外部环境相关的。气味之后会传至嗅觉细胞，化学物质在嗅觉细胞处与鼻腔内的纤毛相结合。这样就可以激活神经冲动，使其通过嗅觉细胞，传导进入嗅觉神经纤维内，再传递到嗅球，最后进入大脑。这样大脑就知道这是一种什么样的气味了。

▶ 大脑是如何分辨不同的气味的？

嗅觉产生的详细机制现在还没有研究清楚，但是有些研究已经将嗅觉划分为不同的类型，比如香味、菌味、辛辣味等，这些气味与特殊形状和大小的分子有关。一种理论认为，不同类型气味的分子可以刚好与嗅觉感受器细胞上的膜受体相结合从而产生不同的嗅觉。

▶ 年龄是如何影响嗅觉的？

因为嗅觉感受器神经元是暴露在外部环境之中的，所以会随着时间的变化

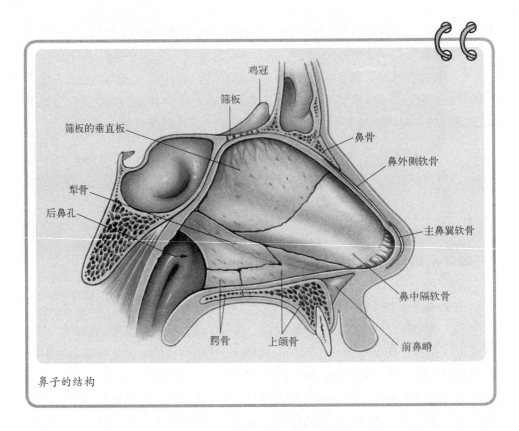

鸡冠

筛板

筛板的垂直板

鼻骨

鼻外侧软骨

犁骨

后鼻孔

主鼻翼软骨

腭骨

上颌骨

前鼻嵴

鼻中隔软骨

鼻子的结构

而受到损害。随着年龄的增长，人们的嗅觉功能会发生进行性的减弱。事实上，有人估计，一个人每年都会损失掉大约1%的嗅觉感受器。

▶ 嗅觉细胞可以被替换吗？

可以，受损的嗅觉细胞可以被替换。位于嗅觉上皮层中的小的基底细胞可以分化成嗅觉感受器细胞。这些细胞起到了神经干细胞的功能。

▶ 为什么可以闻到（或者"尝到"）药物，比如当眼药水滴入眼睛里时可以闻到药物的味道？

滴入眼睛的药物可以通过鼻泪管流入鼻腔，之后就可以闻到药物的味道。因为人大部分的味觉实际上都是嗅觉，而且药物都是有味道的。

▶ 人类和侦探犬的嗅觉是否更灵敏一些?

人类利用大约1 200万个嗅觉感受器细胞感受着世界中的气味,而侦探犬有40亿个嗅觉感受器细胞,因此,它们的嗅觉更灵敏。比如,根据鞋子的汗迹和留下的脚印去追踪一个人的话,侦探犬要比人灵敏100万倍。

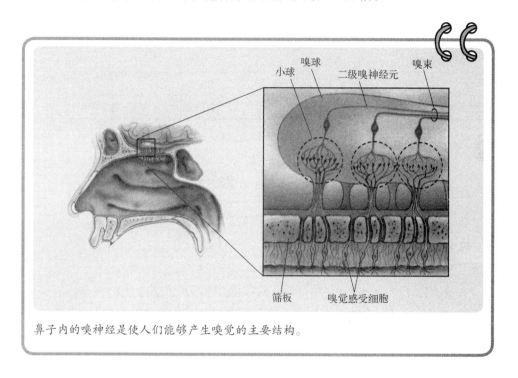

鼻子内的嗅神经是使人们能够产生嗅觉的主要结构。

▶ 什么是嗅觉丧失?

嗅觉丧失是指嗅觉部分或全部丧失,有可能是暂时的,也有可能是永久性的。它是由很多不同的因素造成的,包括鼻腔内的感染引起的炎症、吸入过多的烟草或者使用某些药物,如可卡因。在年轻人中,嗅觉丧失最常见的原因是病毒感染,而在老年人中,导致嗅觉丧失最常见到的原因是头部损伤。

▶ 哪种疾病可以通过嗅觉被感知到?

很多种疾病都会产生特殊的气味。有些医生通过闻患者的体味就可以检查出各种疾病。

疾　病	气　味	疾　病	气　味
砷中毒	大蒜味	麻疹	刚拔下来的羽毛味
某些癌症	恶臭	瘟疫	苹果味
昏迷和糖尿病	汗味（丙酮）	假单胞菌感染	发霉的酒窖味
昏迷和肾脏功能损伤	氨味	败血症	恶臭
昏迷和肠梗阻	粪便的味道	水痘	恶臭
白喉	浓重的汗味	伤寒	新烤的面包味
湿疹和黄水疮	发霉的味道	黄热病	屠户屋里的气味

味　觉

▶ 味觉的特殊器官都有哪些?

味觉的特殊器官是位于舌头表面的味蕾,它们是舌头上小的被称为乳头的突起物,周围被深深的皱褶所包绕。味蕾是大约100个嗅觉细胞和100个支持细胞的复合物,嗅觉细胞可以品尝出所有的味觉,支持细胞可以将味觉细胞分隔开。味蕾也可以位于口腔的上部和咽喉部。成人大约有1万个味蕾。

▶ 味蕾的寿命平均是多长时间?

每个味蕾的寿命是7～10天。

▶ 味蕾是如何行使功能的?

味觉细胞包含了每一个作为受体的味蕾。味觉细胞和相邻的上皮细胞是一个球形结构,上面有从味觉细胞伸出的被称为味觉纤毛的小的突触物。味觉纤毛是每个受体细胞的敏感部分。神经纤维构成的网状结构包绕并连接着所有的味觉细胞。受体细胞的刺激会在附近的神经纤维上产生一个神经冲动,神经冲动之后就会通过脑神经传导进入大脑进行信息整合。

▶ 已知的基础味觉有多少种?

通常认为只有4种基础的味觉:甜、酸、咸和苦。其他被人们常常提到的味觉还有碱、金属味及鲜味。鲜味是谷氨酸单钠(MSG)的味道,这是一种在中餐中常用到的调味剂。通过将这4种基础的味觉结合在一起就可以组成不同的味道。有人指出,当把嗅觉和味觉结合在一起时,人们就能够组合出1万个不同的感觉了。

▶ 什么是 "Umami" ?

"Umami",是由日本人发现的一种新的味道,它是从谷氨酸内提取出来的,是吃牛肉时感觉到的"牛肉味"、长期放置的奶酪的味道以及谷氨酸单钠的味

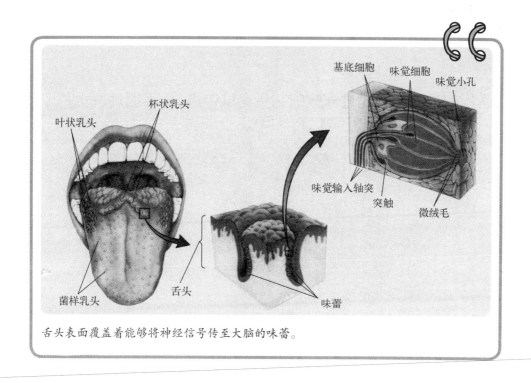

舌头表面覆盖着能够将神经信号传至大脑的味蕾。

道。"Umami" 的受体位于咽部。

▶ **舌头的哪些部位是与特殊的味觉有关的?**

所有的味蕾都可以感受到4种基本的味觉。但是,每个味蕾都对某一种类型的味觉刺激最敏感。每个味蕾对哪种刺激类型最敏感,取决于味蕾在舌头上的位置。甜味感受器集中于舌尖,而酸味感受器主要位于舌头的两侧。咸味感受器大多数位于舌尖和舌头的前端。苦味感受器通常位于舌头的后部。

▶ **随着年龄的增长,味觉会和嗅觉一样功能减弱吗?**

味觉会随着年龄的增长而减弱,但是不会像嗅觉减弱得那么明显。味蕾的数目在50岁左右的时候开始减少,因此,对味道的感觉能力就有所下降。根据一项研究,到了60岁,大多数人就会损失一半的味蕾。也许这就是为什么老年人会把食物的味道做得特别重的原因。老年人通常会完全丧失对苦味或者咸味的感觉。

▸ 在一项遮住双眼的味觉测试中,如果不通过嗅觉,人们可以区别出洋葱和苹果的区别吗?

嗅觉和味觉这两种特殊感觉在结构和功能上都有着非常密切的关系。研究表明,味觉有一部分是依赖于嗅觉的。当不能闻气味的时候,大多数被试者都不能在遮住双眼的时候区分出洋葱和苹果。这个实验也解释了为什么当一个人患感冒时吃什么东西都没有味道,因为嗅觉感受器细胞被厚厚的黏液覆盖而阻断了嗅觉功能。

听　　觉

▶ **耳朵的两种功能是什么？**

耳朵有两种功能：听声音以及维持平衡。

▶ **耳朵的主要组成成分是什么？**

耳朵由外耳、中耳和内耳组成。

▶ **外耳是由哪几部分构成的？**

外耳是指耳朵可以看见的部分。它是由外部漏斗样的结构即耳郭和听道构成的，听道向内延伸大约1英寸（2.5厘米）。听道止于鼓膜。

▶ **鼓膜有多厚？**

鼓膜大约有0.00 435英寸（0.11毫米）厚。

▶ **构成中耳的结构有哪些？**

中耳是由鼓膜、鼓腔（颞骨内由空气填充的腔隙）和听小骨构成的。鼓腔通过听小管与鼻咽部（连接鼻腔和口腔后部的部分）相连接。

▶ **中耳内的3块骨头分别是什么？**

位于中耳内的3块骨头，即听小骨，是锤骨、砧骨和镫骨。细小的韧带将它们与鼓腔壁相连接，它们外部有黏膜覆盖。一种特殊的肌肉，即镫骨肌，附着在镫

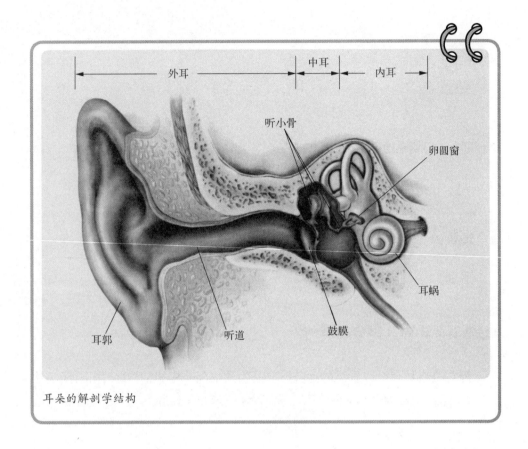

耳朵的解剖学结构

骨上,可以增加它的颤动。这些骨头架起了连接鼓膜和内耳、传递震动的通道。

▶ 听小管是什么,它的功能是什么?

听小管连接着中耳和咽喉。这根小管将鼓腔和身体外部的气体通过咽喉部和口腔的通道进行着交换。它还可以辅助维持耳膜两侧的空气压力平衡,这对于形成正常的听力很重要。听小管的功能可以在纬度迅速改变时起作用。当一个人从高纬度到低纬度时,鼓膜外侧的压力会越来越大。这样,鼓膜就会被向外推,推离它以前的位置,听力就会受损。当空气的压力差足够大时,有些气体就会顺着听小管进入中耳。这使得耳膜两侧的压力平衡,耳膜可以回到原来的位置。如果经常在这个时候听音乐,那么正常的听力就会受损。当一个人从低纬度到高纬度时,空气就会反向运动。

声音是什么？衡量声音的单位是什么？

声音是空气或其他物质震动发出的。声音的强度与声波的能量有关，声音的大小与声音到达耳朵的信息整合有关。强度和大小都是以对数单位计量的，这个单位被称为分贝（dB）。刚好可以听到的声音被定义为强度为0分贝。每增加10分贝，说明声音的强度增加10倍。10分贝时表示声音的强度比阈值增加10倍，20分贝表示声音的强度比阈值增加了100倍。

迷路是什么？

迷路是内耳中的一个十分复杂的小室和小管的复合系统。每只耳朵里实际上都有两个迷路：骨性迷路和膜性迷路。骨性迷路的3个部分是前庭、耳蜗和半规管。前庭内有两个膜性囊，即球囊和椭圆囊，内含有对线性加速（比如，重力产生的拉力，车辆的加速度以及头部位置的改变等）做出反应的受体。

感觉到声音的几个步骤是什么？

声波是空气中的震动进入到耳道形成的。声音刺激骨膜，引起骨膜震动。在震动的骨膜后方，即中耳内，是3块小的骨头，它们受到骨膜震动的影响。这3块骨头会将震动传至耳蜗，之后通过耳蜗导管传至听觉神经。神经冲动进入大脑，大脑将这些冲动转化成人们可以明白的声音。

柯蒂器是什么？

柯蒂器（Corti）位于耳蜗导管内，是一个听觉器官。它含有大约2万个听觉感受器细胞以及很多个支持细胞。这些感受器细胞被称为毛细胞。柯蒂器位于基底膜上，它是耳蜗导管上一个弹性的纤维结构。随着压力波进入耳蜗导管，柯蒂器会引起基底膜的震动。基底膜在耳蜗（像是演奏高音的竖琴或者钢琴的琴弦）基底部很窄、很硬，在那里它会对高频率的声波产生反应。基底膜在靠近耳蜗上部（像是演奏低音的竖琴或者钢琴的琴弦）的地方要宽一些、柔软一些，对于低频率的声波做出反应。这样形成的震动会引起柯蒂器的震动，柯蒂器的震动又能够被毛细胞感知。根据声音量的大小，温柔的声音引起的毛细胞运动较少，大的声音引起的毛细胞运动较多。

▶ 那些过低的人们无法听到的声音是什么？

声波在空气或水中传播是要不断地变化着高压和低压区域的，这样就可以形成不同的频率和轻度。频率是用赫兹（Hz）来衡量的，它代表着每秒的周期数（cps）。人类听力的频率范围是20～2万赫兹。频率低于20赫兹的声音人们不能够听见，这些声音被称为次声。这些声音起始时是20赫兹，但是频率低于百分之一赫兹甚至千分之一赫兹时就可以被检测到。人耳对于频率在1 500～4 000赫兹的声音最敏感。在这个范围内，人们可以区分频率差异在2～3赫兹的声音。

▶ 最常见的声音频率是多少？它们是如何影响人们的听力的？

下面的表格列出了一些常见的声音范围以及对听力的影响。

声　　　音	分贝范围	对　听　力　的　影　响
可听到的最低的声音	0	无
树叶沙沙作响	20	无
安静的图书馆或者办公室	30～40	无
正常的谈话；冰箱做功的声音；远距离的街道	50～60	无
交通拥挤时；真空净化器；喧闹的餐厅	70	无
交通十分拥挤；地铁；超市；电子草坪割草机	80～90	如果持续8小时以上，会对听力产生伤害
链锯	100	如果持续2小时，会对听力造成伤害

声　　　音	分贝范围	对　听　力　的　影　响
摇滚音乐会	110～120	有产生永久性听力损伤的危险
枪击声	140	会立即造成听力损伤
喷气式飞机	150	会立即造成听力损伤
火箭发射	160	百分之百会造成听力损伤

▶ 耳聋的两种类型是什么？

耳聋的两种类型是传导性耳聋和神经性耳聋。在传导性耳聋中，声波沿着中耳的传导受到了影响的损伤。在神经性耳聋中，从耳蜗到大脑听觉皮质神经冲动的传导受到了损伤。

▶ 造成听力损伤和耳聋的原因有哪些？

耳聋有可能是由于外耳、中耳或者内耳的声音传导机制功能受损或者内耳的声音接收装置受损造成的。引起损伤的原因包括疾病、毒性物质、受伤（包括暴露于非常大的声音中，比如耳机放大的声音）或者遗传因素。

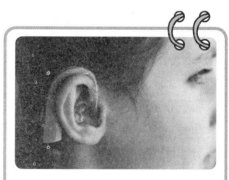

大多数人都觉得听力损伤是与年龄有关的，实际上也有很多原因影响着年轻人的听力。

▶ 什么是老年性耳聋？

老年性耳聋是指与年龄相关的神经性听力损伤。老年性耳聋最初的症状是听不见高频率的声音，有可能20岁的时候就发病。大约到了60岁，人们的听力就有了很大的变化。有些人从50岁时起就开始有了明显的听力受损。而另一些人直到90岁听力都没有任何问题。总体来说，男性会比女性听力受损更多更严重。对于这一点的一个解释是男性的职业通常与吵闹的环境有关。

▶ 什么是耳鸣?

耳鸣是指在没有外部声音存在的时候,人耳或者大脑内听到或感觉到有声音存在。在绝大多数情况下,耳鸣是一种主观的声音,意味着只有患有耳鸣的人才能听到声音。通常患者会描述说"耳朵里能听到铃声响"。持续性耳鸣通常是听力损伤的指征。造成耳鸣的具体原因还不清楚,但是有很多种可能性,所有这些可能性都是会刺激或者加重耳鸣的情况的:包括噪声引起的听力损伤,耳道内耳垢的堆积,耳毒性药物的使用,耳或耳窦的感染,上下颌对齐不好以及头部或颈部的创伤。

▶ 平衡器官位于哪个部位?

平衡器官位于内耳内。耳砂位于迷路膜的前庭内。它们是由数层由膜覆盖的毛细胞构成的,膜内含有耳砂(耳石),即碳酸钙晶体。耳砂可以感觉头部向各个方向的直线加速运动,比如相对重力头部位置的改变,或者汽车或娱乐设施运动时的加速运动。内耳还含有水平半规管、后半规管和前半规管,它们可以感知头部的角度(加速)运动。每个半规管都有着特化的感觉区域,其内部含有毛细胞,每个半规管都对感知头部在不同的方向上进行的旋转运动非常重要。比如,水平半规管受体对于头部的左右旋转十分敏感。

▶ 什么是梅尼埃病?

梅尼埃病是以布莱斯佩尔·梅尼埃(Prosper Meniere,1799—1862)的名字命名的,他是第一个于1861年发现这个疾病的人,这是一种以反复性眩晕、听力丧失以及耳鸣为特点的疾病。它可能是由内耳中原本正常存在的液体失去平衡造成的。内耳液体的增加或者液体吸收量的减少都会引起液体的不平衡,但是究竟为什么会造成这种情况还不清楚。通常梅尼埃病发生在中年,而且男性的发病率要高于女性。

▶ 运动性眩晕是什么?

运动性眩晕(也被称为晕车或晕机)通常发生在身体向不同的方向加速或

者外界水平视野消失的情况下。大脑接受的来自运动感受器的信息是相反的，比如来自眼睛或者中耳内的半规管提供的身体位置的信息是不同的。这种疾病的症状包括眩晕、疲劳、恶心，甚至呕吐。防止这种疾病发生的办法有：选择一个运动较少的地方，比如船内或者向远方看，向飞机外看。不同的处方以及非处方药物都可以防止或减轻运动性眩晕造成的恶心。

▶ 什么是耳垢？

耳垢是一种油性的脂肪物质，是由耳道外部的耵聍腺分泌的。这种复合物通常被称为耳蜡，它们与外耳道内的毛发一起，可以阻止外部物体接近精细的耳膜。灰尘、脏东西、细菌、真菌或者其他对人体有害的外界物体都会附着在耳蜡上，不会进入耳朵。耳蜡内还含有一种特殊的酶——溶菌酶，它可以将细菌的细胞壁溶解。

▶ 耳蜡是否应该清除？

在大多数人体内，耳道是有自净作用的，没有必要清除耳蜡。但是，如果不清理耳道就会影响耳蜡的形成。有时候，需要专业的医生去清除受影响的耳蜡。

视　　觉

▶ 眼睛是由哪几部分构成的？它们的功能是什么？

下表列出了眼睛的构成成分以及它们的功能：

结　构	功　　　　能
巩膜	维持眼睛的形状；保护眼球；眼球肌附着的部位
角膜	折射射入的光；将光汇聚到视网膜上

结　构	功　　　　　　　　能
瞳孔	光由此进入
虹膜	调节进入光的量
晶状体	折射并汇聚光线
房水	辅助维持眼睛的形状；维持眼内压；营养和缓冲角膜和晶状体
睫状体	将晶状体固定；改变晶状体的形状
玻璃体液	维持眼内压；将光传导至视网膜；将视网膜紧紧地固定在脉络膜上
视网膜	吸收光线；储存维生素A；形成神经冲动，传递到大脑
将神经	冲动传递至大脑
脉络膜	吸收光线；营养视网膜

　　眼睛的附属结构包括眉毛、眼睑、睫毛、结膜和泪腺。这些结构有着很多的功能，包括保护眼睛前部的结构，阻止外界物体的进入，以及保持眼球湿润。

▶ **眼睛的生长与其他器官相同吗？**

　　与其他大多数器官不同，眼睛从婴儿到成人阶段生长发育不是很多。眼球在出生时的平均直径是大约0.68英寸（17毫米），在成年时大约是0.84英寸（21毫米）。但是，因为新生的晶状体纤维在一生中都会不断地产生，所以晶状体的厚度是随着年龄的增加而改变的。出生时，晶状体的厚度是0.14～0.16英寸（3.6～4毫米），到了95岁，晶状体的厚度就会达到0.19～0.20英寸（4.83～5毫米）。

▶ **眼睛的颜色是由什么决定的？**

　　眼球的颜色从浅蓝色到深棕色，这是遗传因素决定的。眼睛的颜色主要是由虹膜内的黑色素的量和分布决定的。如果黑色素仅仅存在于上皮细胞内，覆盖在虹膜表面的后方，虹膜就是蓝色的。当黑色素存在于上皮细胞内，同时虹膜体内的组织比普通情况下的要厚，眼睛的颜色就是灰色的。如果黑色素既存在于虹膜体内，又存在于上皮层内，虹膜就是棕色的。

▸ **为什么所有新生儿的眼睛都是蓝色的?**

虹膜的颜色使人的眼睛呈现出不同的颜色。在新生儿中,色素集中于虹膜的皱褶内。当长到几个月大时,黑色素移至虹膜的表面,使得婴儿眼睛的颜色不再发生改变。

▶ 是什么原因使得人们的眼睛呈现出不同的颜色?

异色性是指虹膜一部分的颜色与虹膜其他部分的颜色不同的情况。这种情况在人类中相对较少,通常是由于遗传因素造成的,尽管也有可能是疾病或者损伤造成的。在一些情况下,一个人虹膜的一部分与虹膜上其他部分的颜色不同,这种情况被称为部分异色性或者阶段异色性。

▶ 眼睛的哪个部位被人们称为"眼睛中的白色"?

巩膜,是外层粗糙的膜,被人们称为"眼睛中的白色"。

▶ 眼睛上来回移动的漂浮物是什么?

漂浮物是半透明的斑点,在视野内漂浮。其中一些是来源于渗出视网膜的红细胞。血细胞膨胀成球形,有些形成串状,漂浮在视网膜周围的区域。其他的是由玻璃体液内的纤维结构造成的阴影,玻璃体液是一种位于视网膜后的果冻样的亚结构。如果遇到亮光时,眼前突然出现一片深色的云状漂浮物,这就说明有视网膜脱落。

▶ 眼球肌肉使用的频率是多少?

眼球肌肉在24小时的周期内运动的次数大约是10万次。如果腿部进行相同强度的锻炼的话需要走50英里（80 467.2米）。眼球肌肉含有一种特殊的可以快速收缩的肌凝蛋白，这样它们就可以快速运动而不会感到疲劳。

▶ 视网膜的两层结构是什么？

构成视网膜的两层结构是外层的色素层，被称为色素上皮，它们附着在脉络膜上，内层的神经组织被称为感觉（或者神经）视网膜。神经组织内层是由3个独立的神经元层构成的。覆盖在脉络膜上的第一层是感觉感受器层，感光细胞被称为视杆细胞和视锥细胞以及其他不同类型的神经元。第二层是双极神经元层，神经细胞接受神经冲动，这些神经冲动是由视杆细胞和视锥细胞产生的。第三层，也是最内层，是由神经节神经元直接附着在视神经上。

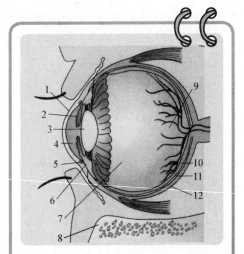

人眼的结构。1. 角膜；2. 虹膜；3. 晶状体；4. 前房；5. 施莱姆管；6. 睫状体；7. 后室；8. 骨性轨道；9. 玻璃体；10. 视网膜；11. 眼色素层；12. 巩膜。

▶ 为什么糖尿病会导致失明？

糖尿病视网膜病变是造成20～65岁人口中失明的主要原因。糖尿病患者的高血糖水平使得视网膜和脉络膜中的血管壁变脆，这会增加出血、结痂和视网膜脱落的可能性。

▶ 眼睛内的视杆细胞和视锥细胞在功能上有什么不同之处？

视杆细胞和视锥细胞是感光细胞，它们能将光先转化成化学能量，之后转化为电能，用于通过视神经将冲动传输至大脑的视觉中心。视杆细胞对于暗处的光线十分敏感，它们不能分辨颜色，但是它们是最先探知运动和形状的感受器，在人眼中，大约有1.25亿个。它们含有一种被称为视紫红质的色素。视锥细胞可以迅速形成视觉，在强光下最敏感，使得我们可以看到颜色和细小的东西。

视锥细胞可以分为3个不同类型的细胞，它们分别含有蓝敏素、绿敏素和红敏素。这些光色素可以吸收短波长（蓝色）的光、中波长（绿色）和长波长（红色）的光。在每只眼睛里都含有700万个视锥细胞。

▶ 一个人需要多长时间来适应暗处的光?

视杆细胞对暗处的光线十分敏感，但是对颜色和细致的东西不敏感。它们比视锥细胞对光的敏感性要强数百倍，这使得我们能够在暗处分辨出物体的形状和运动。这种类型的细胞需要大约15分钟来适应非常暗的光线。

◉ 夜盲很危险、很严重吗?

夜盲是指视网膜上的视杆细胞因为缺乏维生素A而受到严重损害时的情况。这使得在夜间驾驶十分不安全。如果在视杆细胞发生退行性变之前及时补充维生素A，可以缓解这种疾病的症状。

▸ **多吃胡萝卜可以改善一个人在夜间的视物能力**吗?

胡萝卜里面的维生素A对于视网膜内视杆细胞发挥正常功能十分重要，它能够改善人们在夜间的视物能力。当视网膜内的视杆细胞检测到物体运动和暗的光线时，视紫红质就会释放，之后视紫红质会分解成视蛋白和视黄醛色素。视黄醛是由维生素A衍生而来的，胡萝卜内含有相当大量的维生素A。

◉ 人类的视杆细胞有哪几种类型?

颜色的识别依赖于视锥细胞。人体内含有3种类型的视锥细胞：蓝色、绿色和红色。每种视锥细胞内都含有少量不同的光色素。尽管色素分子的视黄醛部分与视紫红质内的相同,但是每种光受体类型中的视蛋白有微量的不同。每种类型的视锥细胞在一定范围的波长内可以对光做出反应,但是它是以色素对波长吸收能力最强的部分来命名的。比如说,红光可以被这3种视锥细胞吸收,但是这些视锥细胞作为红光感受器来说对于红光更敏感。通过比较这3种类型的视锥细胞的反应能力,大脑可以检测出中等波长的颜色。总会有一个主要的视锥细胞将电信号编译的颜色信息以神经冲动的形式传递至大脑,但是其他两种颜色的视锥细胞也会被不同程度地激活,即使是一种很弱的光线。各种无限的结合可以创造出我们看到的数百万种颜色。

▶ 视锥细胞色素有几种?

视锥细胞色素有3种:红敏素、绿敏素和蓝敏素。红敏素对于红光最敏感,绿敏素对于绿光最敏感;蓝敏素对于蓝光最敏感。

▶ 三种颜色类型的视锥细胞数量相同吗?

一个视觉能力正常的人体内,视锥细胞是由16%的蓝视锥细胞、10%的绿视锥细胞和74%的红视锥细胞构成。尽管它们的敏感性有相互重叠的部分,但是每种类型都对于光谱中的一部分尤其敏感。

▶ 色盲是如何引起的?

色盲不能分辨一种或多种颜色,这种情况可能是部分颜色无法识别,也可能对于所有颜色都不能识别。大部分的色盲都发生在男性,因为这是一种X连锁的遗传性疾病。色盲实际上是多种颜色识别异常的综合体。最常见的色盲是红绿色盲,美国约有8%的男性患有红绿色盲。红色盲是不能识别红色,绿色盲是不能区别绿色。最罕见的一种色盲是不能识别蓝色。

▶ 光受体的反应速度有多快?

光摄入眼睛后,大脑可以在0.002秒内识别物体。

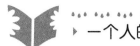

▶ 一个人的视力20/20是什么意思?

很多人认为20/20的视力是非常好的视力了,但实际上,它代表着站在20英尺(6.1米)可以看清楚东西的视力,这是正常人的平均视力。有些人视力甚至更好,可以达到20/15。20/15的视力表示他站在20英尺(6.1米)处能够看到东西的能力与正常视力的人站在15英尺(4.6米)处看到东西的能力相同。

▶ 什么是光幻视?

在眼睛紧紧闭上的时候看到的光线就是光幻视。理论上说,幻觉的产生是因为眼球上的压力造成视网膜过于兴奋。

▶ 眼睛的盲点是什么?

眼睛的盲点是视神经穿过眼球的部位,即视盘,因为这个部位缺少视杆细胞和视锥细胞。盲点上形成的影像不能够被看到。

▶ 眼睛产生眼泪的结构是什么?

泪腺,是更大的泪腺附属器的一部分,可以产生眼泪,流过眼睛前部表面。大多数液体都蒸发了,但是过量的液体会寄居在眼角的小管内。眼泪可以润滑清洁眼睛。另外,眼泪中含有溶菌酶,可以将某些种细菌消除,并且辅助防止眼睛感染。

▶ 人们是如何眨眼的?

眨眼的频率是在改变的,但是人们平均每5秒就会眨一下眼(每分钟12

次）。假设平均一个人1天睡8小时，其余16小时都是清醒的，那么他1天就会眨眼11 520次，或者1年眨眼420.48万次。平均每次眨眼持续的时间是0.05秒。

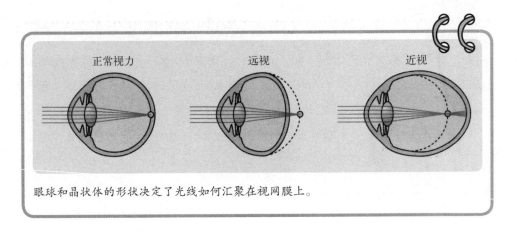

眼球和晶状体的形状决定了光线如何汇聚在视网膜上。

▶ 什么是近视？

近视是指看近处的东西可以看得清，但是看不清远处的东西。近视是眼睛的一种疾病，汇聚点离晶状体距离过近，看远处物体时，物体在视网膜前成像。这种情况可以通过佩戴凹透镜（眼镜或者接触式透镜）来矫正，使得摄入眼睛的光线扩散，这样当光线进入眼睛后就会在视网膜上成像。

▶ 什么是远视？

远视是指看远处的物体看得清，但看不清近处的物体。这也是一种眼睛的疾病，是因为汇聚点离晶状体距离过远，看近处的物体时，物体在视网膜后方成像。远视眼的人晶状体会厚，才可以将远处的物体汇聚到一起。远视眼可以通过佩戴凸透镜来矫正，将光线汇聚到视网膜上。

▶ 散光是什么？

散光是指角膜或者晶状体的曲度异常造成的光线汇聚在不同的平面上。正常的角膜或者晶状体的曲度类似于一个球形。患有散光的患者，角膜或者晶状体的曲度是椭圆形的，像一个汤勺。所以，图像的一部分会汇聚在视网膜上，而另一部分是模糊的，图像是扭曲的。

▶ 重影是如何引起的？

重影（复视）是指看到一个东西有两个影像。为了让大脑接收到清晰的图像，两只眼睛必须联合移动。复视通常是由于控制眼球运动的肌肉中有一块或者多块无力造成的。当这种情况发生时，正常的眼睛可以聚焦在物体上，但是受损的眼睛注视着其他地方。其他引起复视的原因还包括疲劳、酒精中毒、多发性硬化或者外伤。突然产生的复视可能提示着大脑或者神经系统的严重紊乱。

▶ 是谁首先提出通过接触式透镜来矫正人们的视力的？

伟大的意大利艺术家和发明家莱昂纳多·达·芬奇（1452—1519）首先于1508年提出用接触式透镜来矫正人们的视力。

▶ 什么是斜视？

斜视是指两只眼睛之间缺乏协调造成的现象。患有斜视的人，眼睛是向着不同的方向看的，不能同时聚焦在一点上。当两只眼睛不能聚焦在同一个影像上时，大脑就会忽略掉其中一只眼睛传来的信息。如果这种现象持续下去的话，大脑忽视信息的那只眼睛就一直都不能很好地看到东西。视力的丧失被称为弱视。治疗斜视的方法包括锻炼，以及其他可以增加无力的眼球肌肉使它们重新一起协调工作的方法。还可以配戴眼镜矫正。如果机械的方法都不起作用的话，也可以通过外科手术使得眼球肌肉重新协调工作。

▶ 造成失明最常见的原因是什么？

国际标准认为：如果一个人经过最好的矫正后视力只有20/200或者更低的话，那么这个人就是法律意义上的盲人。白内障是引起失明最常见的原因。白内障是一种随着年龄增长或者感染、创伤、过度暴露在紫外线下而引起的晶状体呈云雾状的疾病。

▶ 平均一个人的视野范围有多大？

平均一个人的视野范围有200角。

▶ 是谁发明了双焦点透镜？

原始的双焦点透镜是于1784年由本杰明·富兰克林（1706—1790）发明的。那时，两个透镜是钉在一个金属框内的。1909年，J.L.波士将两个透镜焊接在一起。一体化双焦点透镜是于1910年由卡尔·赛斯公司的研究者们发明的。

▶ 眼睛中的哪个部分首先成功地进行了移植？

角膜是眼睛中最先成功获得移植的组织。1905年12月7日，捷克的爱德华·科纳德·泽尔医生（1863—1944）完成了第一例角膜移植手术。这是第一例成功完成的人对人的角膜移植。有趣的是，角膜是身体里唯一的一个可以被从一个人移植到另一个人体内而不发生任何排斥反应的组织。

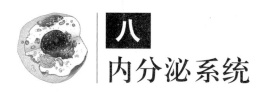

八
内分泌系统

简　　介

▶ **内分泌系统的功能是什么?**

　　内分泌系统与神经系统一起,控制协调着所有体内系统的功能。内分泌系统可以辅助维持内稳态以及代谢功能,使得身体对压力做出反应,并且协调着生长和发育过程,也包括性的发育。

▶ **内分泌系统和神经系统之间的相似之处是什么?**

　　内分泌系统和神经系统都是通过协调细胞、组织、器官和系统的活性来维持内稳态的。这两个系统都通过负反馈机制进行调节。化学信号对于这两个系统来说都非常重要,尽管这两个系统中的传递和释放方式有所不同。

▶ **内分泌系统与神经系统之间有什么区别?**

　　内分泌系统和神经系统都是调节系统,都允许细胞、组织和器官之间相互沟通联系。内分泌系统和神经系统之间的主要区别是对刺激的反应速度不同。总体来说,神经系统对刺激的反应速度非常快,通常只有几毫秒,而内分泌系统对刺激作出反应需要数秒甚至有时候需要几小时或者几天时间。另外,由神经系统释放的化学信号通常作用的距离非常短(突触),而内分泌系统中的激素通常会由血液带到靶器官处。最后,神经系统的功能通常只维持一段时间,而内分泌系统的功能维持时间较长。内分泌调节的一个典型的例子是生长和生殖能力的发育。

▶ 内分泌系统的器官有哪些?

内分泌系统包括腺体和其他产生激素的组织。腺体是特化的细胞构成的,它们可以分泌激素进入细胞间液中。之后激素会通过毛细血管和血液循环运输到全身。主要的内分泌腺体有垂体、甲状腺、甲状旁腺、松果体和肾上腺。其他的激素分泌器官位于中枢神经系统(下丘脑)、肾脏、心脏、胰腺、胸腺、卵巢和睾丸内。某些器官,如胰腺,分泌的激素除了有内分泌功能外还有其他的功能。

激 素

▶ 什么是激素?

激素是一种化学物质,它是由内分泌腺体分泌进入血液的。激素是通过血液运输到身体内其他组织中的某些特殊细胞,即靶细胞发挥作用。激素可以对远处的细胞活性产生一种特殊的效应。

▶ 什么是靶细胞?

靶细胞是对某种激素产生反应的细胞。靶细胞的外膜上有很多特殊的受体,这使得分泌的激素可以与细胞结合。激素和受体像钥匙和锁一样紧密结合。

▶ 激素可以分为哪几类？

科学家们将激素分为两类：一类是可以溶解在水里的（亲水性），另一类是不能溶解在水里（厌水性）但能够溶解在脂类物质中的。激素的化学结构决定着它们是水溶性的还是脂溶性的。水溶性的激素包括胺类、肽类和蛋白质类激素。固醇类激素是脂溶性的。

▶ 激素的主要类型有哪些？

激素的主要类型有胺类激素、肽类激素、蛋白质类激素以及固醇类激素。胺类激素是小分子激素，结构上类似于氨基酸。肾上腺激素和去甲肾上腺激素、生长激素、多巴胺、甲状腺激素和褪黑素是典型的胺类激素。

肽类激素和蛋白质类激素是氨基酸链式结构。肽类激素有 3～49 个氨基酸，而蛋白质类激素由 50～200 个甚至更多的氨基酸构成。肽类激素的典型例子是抗利尿激素和催产素。更大型结构的促甲状腺激素和促卵泡形成激素是蛋白质类激素的典型例子。

固醇类激素是由固醇演变而来的。皮质醇和性腺激素（男性是雄激素，女性是雌激素）是固醇类激素的典型例子。

依照化学结构划分的激素类型

化学类型	水溶性或脂溶性	举 例
花生酸	脂溶性	前列腺激素、白三烯
固醇类激素	脂溶性	醛固酮、皮质醇、雄激素、钙三醇、睾酮、雌激素、黄体酮
甲状腺激素	脂溶性	T_3（三碘甲状腺原氨酸）、T_4（甲状腺素）
胺类激素	水溶性	肾上腺素和去甲肾上腺素、褪黑素、组胺
肽类激素和蛋白质类激素	水溶性	所有下丘脑释放的激素和抑制激素、催产素、抗利尿激素、生长激素、促甲状腺素（TSH）、促卵泡生成素（FSH）、促黄体生成素、泌乳素、黑素细胞刺激素、胰岛素、胰高血糖素、生长激素释放抑制激素、胰腺多肽、甲状旁腺激素、降钙素、胃泌素、肠促胰液素、胆囊收缩素、葡萄糖依赖型促胰岛素激素肽、瘦素

是谁首先发现了激素？

英国生理学家威廉·拜里斯（1860—1924）和欧内斯特·斯塔林（1866—1927）于1902年发现了肠促胰液素。他们将这种化学物质命名为"激素"（来源于希腊语horman，意思是"启动"），他们发现这种化学物质可以远距离刺激器官。他们利用麻醉狗做的著名的实验，证明了稀释的氢氯酸与部分消化的食物混合在一起，可以刺激十二指肠（小肠的上部）分泌化学物质。这种被激发的化学物质（肠促胰液素）释放进入血液中，与胰腺的细胞接触。在胰腺内可以刺激消化液分泌，并且通过胰腺导管进入小肠。

▶ 内分泌腺体可以分泌哪些激素？

每种内分泌腺体可以分泌特殊的激素，如下表所示。

内分泌腺体和它们分泌的激素

腺　体	分　泌　的　激　素
垂体前叶	促甲状腺素（TSH）；肾上腺皮质激素（ACTH）；促卵泡形成素（FSH）；促黄体生成素（LH）；泌乳素（PRL）；生长激素（GH）；促黑色素生成激素（MSH）
垂体后叶	抗利尿激素（ADH）；催产素
甲状腺	甲状腺素（T_4）；三碘甲状腺原氨酸（T_3）；降钙素（CT）
甲状旁腺	甲状旁腺素（PTH）
松果体	黑色素
肾上腺（皮质）	盐皮质激素，主要是醛固酮；糖皮质激素，主要是可的松（氢化可的松）；皮质醇；可的松
肾上腺（髓质）	肾上腺素（E）；去甲肾上腺素（NE）
胰腺	胰岛素；胰高血糖素
胸腺	胸腺激素
卵巢	雌激素，黄体酮
睾丸	雄激素，主要是睾酮

▶ 旁分泌激素与循环性激素有什么区别?

局部作用的激素不需要先进入血液就可以产生活性。它们对分泌激素的细胞或者邻近的细胞产生作用。局部分泌的致炎因子可以增加血管的通透性,产生局部水肿和发红反应。循环性激素比局部性激素更加广泛。一旦被分泌,它们就会进入血液然后被运输至靶细胞。

▶ 激素一旦被分泌进入血液之后活性可以保持多久?

血液中循环的激素活性只有不到1小时。有些激素的活性只有2分钟。当激素在血液中分散并且与靶组织中的受体结合后,会被肝脏或者肾脏的细胞分解,此时激素就失去了活性。血浆或者组织液中可以分解激素的酶也可以引起激素失活。其他激素(如,肾素)可以被酶激活,这些酶可以将具有活性的部分从更大的循环性前体细胞中分离出来。

▶ 细胞内的激素受体位于哪里?

激素受体有些位于细胞膜表面,有些位于细胞内。水溶性激素不能够轻易地通过浆膜扩散。因此,水溶性激素的受体位于细胞的表面。相反,脂溶性激素可以轻易地通过细胞膜。脂溶性激素的受体通常位于细胞内。

 ▶ 激素会影响一个人的行为吗?

内分泌功能和激素使得机体内的每个器官系统都相互作用。激素水平异常的人,有可能是某种激素分泌过多,也有可能是某种激素分泌过少,会显示出行为异常的迹象或者患病的迹象。比如,性激素过早分泌的孩子会变得很暴躁,另外还会过早地呈现出性成熟的特征。成人中,激素水平的变化有可能对于智力、记忆、学习和情感状态有着明显的影响。

▶ 对于压力，激素的反应是什么？

应激反应，也被称为全身适应系统，分为3个基本的时相：1. 警惕阶段；2. 抵抗阶段；3. 衰竭阶段。警惕阶段是对压力立即产生的反应。肾上腺激素是警惕阶段过程中的主导激素。它是在有交感神经系统参与的情况下分泌的，产生"斗争还是飞行"的反应。非必需的集体功能如消化、泌尿以及生殖活动会被抑制。

抵抗阶段是警惕阶段的延续，如果压力持续的时间超过数小时的话，就会进入抵抗阶段。糖皮质激素是抵抗阶段的主导激素。内分泌物调节着3个综合的活动，来维持血液中葡萄糖的水平。这3个活动是：1. 储存的脂类和蛋白质的转化；2. 为神经组织保存葡萄糖；3. 肝脏合成和释放葡萄糖。

如果身体不能在抵抗阶段对抗压力，那么就会进入衰竭阶段。衰竭阶段长时间的高水平激素会导致生命器官系统的衰竭。除非在此时尽快地逆转，否则会发生多器官的衰竭。

▶ 年龄的增长是如何影响内分泌系统的？

大多数内分泌腺体在人的一生中会一直行使功能分泌激素。激素分泌量变化最明显的是性激素。卵巢的体积减小，不再对FSH和LH产生反应，造成雌激素分泌量的下降。尽管其他激素的水平不会随着年龄的增长而变化，还会保持在正常范围内，但是有些内分泌组织对于刺激的灵敏性会减低。比如，老年人在进食富含碳水化合物的食物之后，不能再分泌那么多的胰岛素。有人指出，免疫系统功能的减低就是胸腺体积减小的结果。

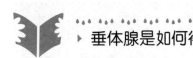

▶ 垂体腺是如何得名的？

垂体这个词的意思是"黏液"，来源于拉丁文，之所以被称为这个名字，是因为人们错误地认为垂体可以将大脑内的黏液通过腭运输到鼻子。

垂　体　腺

▶ 垂体腺位于哪个部位?

垂体腺位于下丘脑正下方的垂体窝内（土耳其鞍），它是蝶骨内的一个凹陷的部位。垂体被颅骨三侧的骨头保护着，上方被一层粗糙的膜即鞍膜覆盖着。

▶ 垂体腺有多大?

垂体腺的大小和饱满的青豆差不多。大约有0.39英寸（1厘米）长，0.39～0.59英寸（1～1.5厘米）宽，0.12英寸（0.3厘米）厚。

▶ 垂体腺两个部分之间的区别是什么?

垂体腺被分为前叶（腺垂体）和后叶。前叶占据了垂体的大部分，大约占了垂体整个重量的75%。垂体前叶内含有内分泌细胞，可以直接产生分泌激素，通过垂体前叶周围广泛分布的毛细血管网进入循环系统。垂体后叶（神经垂体）不能分泌任何激素，但它含有下丘脑神经元两个不同部分的轴突。下丘脑分泌的激素，可以通过轴突从下丘脑传递到垂体后叶。

▶ 垂体腺可以分泌多少种不同的激素?

垂体腺可以分泌9种不同的肽类激素。其中7种是由垂体前叶分泌的，另外两种是由垂体后叶下丘脑分泌的。垂体前叶分泌的激素是促甲状腺素（TSH）、肾上腺皮质激素（ACTH）、促卵泡形成素（FSH）、促黄体生成素（LH）、泌乳素（PRL）、生长激素（GH）以及促黑色素生成素（MSH）。垂体后叶分泌的激素是抗利尿激素（ADH）和催产素。

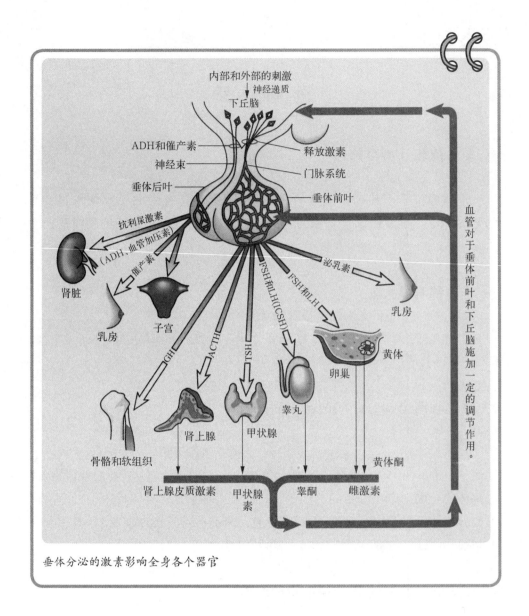

内部和外部的刺激
神经递质
下丘脑

ADH和催产素
神经束
垂体后叶

释放激素
门脉系统
垂体前叶

抗利尿激素
（ADH、血管加压素）
催产素
泌乳素

肾脏
乳房
子宫
乳房
黄体
卵巢

GH
ACTH
TSH
FSH和LH（ICSH）
FSH和LH

睾丸

骨骼和软组织
肾上腺
甲状腺

肾上腺皮质激素
甲状腺素
睾酮
雌激素
黄体酮

血管对于垂体前叶和下丘脑施加一定的调节作用。

垂体分泌的激素影响全身各个器官

⊙ 哪种垂体腺激素是促激素？

促激素（来源于希腊语trophikos，意思是"转化"或者"改变"）是一种调节不同内分泌腺体分泌激素量的激素。这些激素"打开"或者激活靶向内分泌腺体。促激素包括促甲状腺素（TSH）、肾上腺皮质激素（ACTH）、促卵泡形成素

（FSH）和促黄体生成素（LH）。

▶ 促激素的靶器官是什么？

每个促激素的靶器官都是另一个内分泌腺。

垂体促激素和它们的靶器官

激　　素	靶器官	激　　素	靶器官
促甲状腺素（TSH）	甲状腺	促卵泡形成素（FSH）	性腺
肾上腺皮质激素（ACTH）	肾上腺	促黄体生成素	性腺

▶ 促卵泡生成素（FSH）和促黄体生成素（LH）在男性和女性中的作用有什么区别吗？

促卵泡生成素和促黄体生成素都是性腺激素。在女性中，FSH可以促进卵巢中卵泡细胞的生长和发育。卵泡细胞包绕着一个正在发育的卵原细胞。对FSH做出的反应，使得卵泡细胞生长发育直到卵泡破裂，排出一个等待受精的卵子。在男性体内，FSH刺激睾丸中精子的形成。

促黄体生成素（LH）在女性中可以促进排卵，即卵巢释放卵子。它还可以刺激雌激素和黄体素的分泌，比如黄体酮。在男性体内，LH可以促进雄激素的产生和分泌，包括睾酮。

▶ 性激素分泌不足会造成什么疾病？

性激素减低是由于性激素分泌不足造成的。性激素分泌不足的孩子性成熟会受到影响。性激素分泌不足的成人，不能产生有功能的精子或者卵细胞（卵子）。

▶ 泌乳素的功能是什么？

泌乳素在女性体内有两种功能。首先，泌乳素与其他激素一同刺激乳腺内导管的发育。其次，泌乳素可以在女性生育之后刺激产生乳汁。大多数研究者认为泌乳素对男性没有作用，而有些研究者认为泌乳素可以辅助调节雄激素的分泌。

哪些细胞和组织会受到人类生长激素的影响？

人类生长激素，有时候就叫作生长激素（GH），会影响体内所有与生长有关的部分。骨骼肌、软骨细胞对于生长激素的水平尤其敏感。生长激素的一个直接的作用就是维持长骨内骨骺板的生长，骨骺板是骨骼生长的部位。

▶ 为什么饮用酒精性饮料会增加机体内液体的排泄？

酒精会抑制ADH的分泌。当ADH的分泌减少时，尿量就会增加。饮用过多的酒精会导致脱水，这是晕倒的一个主要症状，就是因为排尿量增加造成的。

人类生长激素分泌紊乱会造成什么结果？

儿童时人类生长激素分泌不足，会造成青春期生长发育速度缓慢。骨骺板生长速度缓慢会引起身材矮小，脂肪组织量比正常增多。相反，如果青春期过后生长激素的分泌不减少，那么这个人就会继续长高，引起巨人症。当生长激素在正常生长停止后还过度分泌，就会造成肢端肥大症（来源于希腊语akros，意思是"四肢"及希腊语megas，意思是"大的"）。尽管骨骺板软骨已经停止生长，但是头部、手和脚的小骨头还会继续生长，骨骼会加厚而不会长长。

何时应使用生长激素治疗手段？

生长激素治疗手段是指一周几次注射合成的生长激素，维持数年刺激生长。在骨骼愈合之前使用这种方法治疗最有效，因为这时骨骼还是在生长。但这种方法并非适合于每一个儿童，对于那些功能有障碍的儿童使用是有效的。

▶ 抗利尿激素的功能是什么？

抗利尿激素（ADH）或者血管加压素的主要功能是减少尿量的分泌，增加肾脏对水分的吸收。它在调节机体内液体平衡中起到重要的作用。

▶ 什么情况会增加抗利尿激素的分泌？

在液体丧失，比如脱水时抗利尿激素的分泌会增加。流血造成抗利尿激素分泌的增加，这样来维持体内液体的平衡。很多剧烈的锻炼、情感压力或者机械压力，以及药物的使用如尼古丁或者巴比妥类药物，都会增加抗利尿激素的分泌，减少尿量的排泄。

▶ 催产素的功能是什么？

催产素（来源于希腊语oxy，意思是"迅速"及希腊语tokos，意思是"分娩"）可以在生产时刺激子宫壁内平滑肌组织的收缩。在妊娠晚期之前，子宫对于催产素并不敏感。当分娩时，平滑肌对于催产素含量的增多十分敏感。

分娩后，催产素可以刺激乳腺内乳汁的分泌。婴儿的吮吸可以刺激大脑内（下丘脑）的神经细胞释放催产素。一旦催产素进入循环系统，特殊的细胞会收缩，释放乳汁进入到集合管内，之后乳汁分泌出来。这种反射被称为乳汁分泌反射。

▶ 哪些外界因素会影响乳汁分泌反射？

乳汁分泌反射受到影响下丘脑功能的因素的影响，焦虑和压力可以抑制乳汁的分泌。有些母亲听到婴儿的啼哭就开始泌乳，婴儿啼哭使哺乳的母亲产生乳汁分泌反射。

甲状腺和甲状旁腺

▶ **甲状腺的生理特征是什么?**

甲状腺位于颈部,气管前方,喉部的正下方(声带)。甲状腺由两叶构成,由一个细长的桥状的组织连接在一起,这个桥状的组织被称为甲状腺峡部。甲状腺的平均重量是1.2盎司(34克)。过量的复合血液供应会使甲状腺呈现深红色。

▶ **甲状腺内的两种细胞是什么?**

甲状腺内主要的细胞是滤泡细胞。这些细胞分泌产生 T_4(甲状腺素)和 T_3(三碘甲状腺原氨酸)。在甲状腺滤泡细胞之间还有滤泡旁细胞。这些细胞并没有滤泡细胞那么多。它们分泌降钙素。

▶ **甲状腺素储存在甲状腺的哪个部位?**

甲状腺素储存在甲状腺内的球形囊中,这些囊被称为滤泡。甲状腺滤泡在显微镜下呈球形囊状,是由单层立方上皮组织构成的,甲状腺素以凝胶状的形式储存。

▶ **甲状腺的特点有哪些?**

甲状腺是唯一将分泌物储存在主要细胞之外的腺体。另外,激素储存的形式不同于实际分泌进入血液的激素。酶在激素释放进入血液之前会将储存的化学物质分解。

▶ **三碘甲状腺原氨酸(T_3)与甲状腺素(T_4)如何区别?**

甲状腺素,即 T_4,也被称为四碘甲状腺氨酸,内含4个碘原子。三碘甲状腺原氨酸，即 T_3，内含3个碘原子。更普遍的激素是 T_4，占了甲状腺分泌激素量的90%。体内的 T_3 非常集中，而且效应很强。两种激素有着相似的功能。肝内的酶可以将 T_4 转化为 T_3。

▶ 甲状腺素的功能是什么？

甲状腺素影响着体内几乎所有的细胞。甲状腺素对各种细胞和器官系统的主要效应是：

通过增加细胞利用氧气和食物产生能量的速度来加快新陈代谢；

使得心血管系统对于交感神经活性更加敏感；

加快心率，以及心肌收缩的力量；

维持呼吸系统改变氧气和二氧化碳浓度的正常敏感性；

刺激红细胞的形成，增加氧气的运输；

刺激其他内分泌组织的活性；

保证儿童骨骼的正常发育。

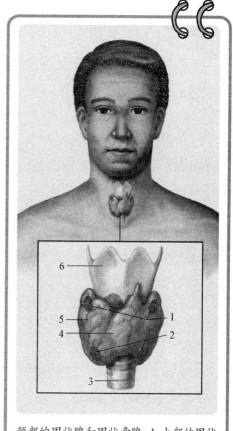

颈部的甲状腺和甲状旁腺：1.上部的甲状旁腺；2.下部的甲状旁腺；3.气管；4.甲状腺峡部；5.甲状腺；6.甲状软骨。

▶ 产热效应是什么？

产热效应是新陈代谢速率增加以及细胞氧气消耗增加造成的结果。当新陈代谢速率增加时，就会产生更多的热量，机体体温就会增高。因为能量是用卡路里衡量的，所以被称为产热效应。

▶ 为什么每日饮食中摄入含碘的盐对人来说很重要？

含碘的盐可以提供每日饮食中碘的需求，碘对于甲状腺素的合成来说是十分必要的元素。1.5克盐可以提供67毫克的碘，推荐成人每日食用5克盐。

▶ 为什么降钙素很重要？

降钙素可以辅助调节血液中钙的含量。当血液中钙离子的含量增加时，血液中降钙素的量就会增加，使得钙离子的量下降。当钙离子的量减少或者恢复到正常水平时，降钙素的分泌就会停止。降钙素可以刺激骨骼的生长，尤其是可以刺激儿童骨骼的发育，所以十分重要。

▶ 甲状腺功能亢进（简称甲亢）会引起什么疾病？

甲亢是由于甲状腺功能过于活跃而引起的疾病。患有甲亢的患者分泌过量的甲状腺素和三碘甲状腺原氨酸，这会增加机体新陈代谢的速度和功能。甲亢的症状

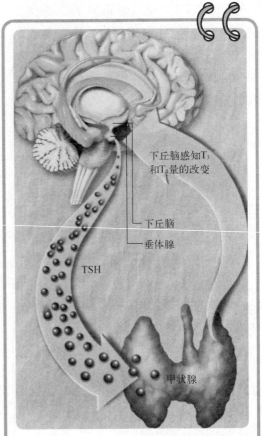

甲状腺分泌T_3和T_4激素。当激素水平过低时，垂体腺会分泌更多的TSH激素；而当T_3和T_4水平过高时，垂体腺就会少分泌一些TSH。医生可以通过测量TSH的量，来观察甲状腺的健康状况。

包括没有节食就引起的突然间的体重减轻、心率加快、神经紧张、易怒、颤抖、呼吸速率增加、小肠运动频率增加以及月经周期改变。

▶ 甲亢最常见的原因是什么？

造成甲亢最常见的原因是格雷夫斯（Graves'）病。它是一种自身免疫病，免疫系统分泌的抗体刺激甲状腺分泌过多的甲状腺素。在格雷夫斯病中，抗体

错误地袭击甲状腺,有时也会袭击眼后的组织和小腿的皮肤。有些患者患有突眼症,即格雷夫斯病相关的眼球突出。治疗的手段包括抗甲状腺药物、放射性碘或者手术。放射性碘是治疗甲亢最常用的方法。有些甲状腺细胞会吸收放射性碘。治疗几周后,吸收放射性碘的细胞就会萎缩,甲状腺素的水平就会恢复到正常。

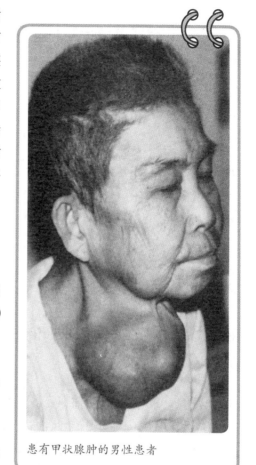

患有甲状腺肿的男性患者

▶ 什么是甲状腺肿?

甲状腺肿是指甲状腺肿大。甲状腺肿通常与甲状腺功能低下(简称甲低)有关,也有其他情况会引起甲状腺肿。

▶ 造成甲状腺功能低下最主要的原因是什么?

甲状腺功能低下是由于缺乏甲状腺素引起的。通常来说,甲低的患者新陈代谢会减慢,容易疲劳。其他的症状包括自觉寒冷、皮肤和毛发干燥、便秘、体重增加、肌肉痉挛以及月经流量增多。这些症状可以通过注射合成的甲状腺素进行治疗。

▶ 甲状旁腺位于哪个部位?

甲状旁腺位于甲状腺后表面内。通常有4个甲状旁腺(即两对)分别位于甲状腺的两侧。甲状旁腺是很小的、豆状的腺体,重量总共只有0.06盎司(1.7克)。每个有0.1~0.3英寸(3~8毫米)长,0.07~0.2英寸(2~5毫米)宽,0.05英寸(1.3毫米)厚。

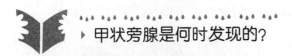

▶ 甲状旁腺是何时发现的?

甲状旁腺是由瑞典医生伊万·维克多·萨德斯托姆（1852—1889）于1880年发现的。这也是人体内最后被发现的一个重要的器官。

◉ 甲状旁腺的主要功能是什么?

甲状旁腺分泌甲状旁腺素（PTH），PTH的主要功能是调节血液中钙和磷的含量。

◉ 甲状旁腺素是如何增加血液中钙的水平的?

甲状旁腺素（PTH）增加血液中钙的含量有4种方式：

1. PTH可以刺激破骨细胞分解骨组织，从骨骼中释放钙离子。
2. PTH抑制成骨细胞，降低骨骼中钙离子沉积的速率。
3. PTH增加小肠内钙和磷的吸收，并且与肾脏钙三醇分泌相符合。
4. PTH促进肾脏内钙的重吸收，减少尿液中钙的排泄。

◉ 甲状旁腺素与降钙素的关系是什么?

甲状旁腺在血液中钙离子含量增加时分泌降钙素。当血液中钙离子含量下降时，甲状旁腺增加甲状旁腺素的分泌，直到血液中钙离子水平恢复到正常。血液中钙离子水平的稳态是通过降钙素和甲状旁腺素相互作用维持的。

◉ 所有的甲状旁腺都对保持稳态很必要吗?

不是的，并非所有的甲状旁腺对于保持稳态都是必要的。一个腺体的一部分分泌的激素就可以维持正常的钙浓度。当钙含量异常增高时,这种情况被称为甲状旁腺素亢进。这种情况主要是由于肿瘤引起的,手术摘除过度活跃的部分通常可以纠正激素量的不平衡。

▶ 引起甲状旁腺素低下的主要原因是什么?

甲状旁腺素低下通常是由于损伤,或在手术中摘除了甲状旁腺,或者甲状旁腺肿瘤引起的。现在很多人都怀疑,在发现甲状旁腺之前,很多患者都是死于甲状腺手术,因为如果甲状旁腺在手术中不慎被摘除,将造成钙浓度的异常降低。

肾 上 腺

▶ 肾上腺的生理学特征是什么?

肾上腺(来源于拉丁文,意思是"位于肾脏的上方")位于每个肾脏的顶部。每个肾上腺的重量大约是0.19盎司(5.4克)。肾上腺是黄色的,锥体形。每个肾上腺都由两部分构成,几乎可以被看作是独立的腺体。肾上腺内部是肾上腺髓质(来源于拉丁文 marrow,意思是"内部")。外部包裹着肾上腺皮质(来源于拉丁文,意思是"树皮"),因为它的外表与树皮很相似。肾上腺皮质占据了肾上腺的大部分,重量大约是整个腺体的90%。

▶ 肾上腺皮质分泌了多少种不同类型的激素?

肾上腺皮质可以分泌二十多种不同的固醇类激素,被称为肾上腺皮质固醇,或简称皮质醇。肾上腺皮质被分为3个主要的区域,每个区域都分泌一种类型的皮质醇。外部的区域是球状带,分泌盐皮质激素。中间的区域是束状带,是皮质醇激素分泌的主要部位,分泌糖皮质激素。内部的区域也是最小的区域,是网状带,分泌少量的性激素。

◉ 皮质醇的功能是什么?

皮质醇对于人类和生命来说十分重要。每种皮质醇都有其独特的功能。

皮质醇及其功能

激　素	靶器官或靶细胞	功　　　　能
盐皮质激素	肾脏	增加尿液中钠离子和水分的重吸收;刺激尿液中钾离子的分泌排泄
糖皮质激素	大多数细胞	从骨骼肌中释放氨基酸,从脂肪组织中释放脂类;促进肝糖原和葡萄糖的合成;促进脂类在外周的利用;抗炎反应
雄激素		促进男孩和女孩阴毛的生长;在成年妇女中,促进肌肉的发育,血细胞的形成,维持性欲;在成年男性中,肾上腺分泌的性激素功能并不是很重要,因为雄激素主要来源于男性生殖腺分泌

▸ 最重要的糖皮质激素是什么?

氢化可的松、皮质酮和可的松是 3 种最重要的糖皮质激素。氢化可的松,是含量最多的糖皮质激素,占糖皮质激素活性的 95%。

◉ 最主要的盐皮质激素是什么?

盐皮质激素负责调节体液中无机盐离子的浓度。主要的盐皮质激素是醛固酮。它可以增加尿液中钠离子重吸收进入血液,还可以刺激钾离子分泌进入尿液中排出。醛固酮在血液中钠离子浓度下降或者血压下降,或者血液中钾离子浓度增加时分泌进入血液。

◉ 糖皮质激素对于机体的影响是什么?

糖皮质激素对于机体有很多不同的影响。

糖皮质激素最重要的作用是刺激葡萄糖的合成以及糖原的形成,尤其是肝脏中糖原的合成。

它们还可以刺激脂肪组织释放脂肪酸,作为能量来源。

它们可以降低生理上和心理上压力的影响,比如惊恐、流血或者感染,因为肝脏中葡萄糖的供给可以为组织提供ATP的来源。

它们可以降低过敏反应和炎症反应。

它们可以降低白细胞以及其他免疫系统内组分的活性。

▶ 糖皮质激素分泌异常可以造成哪两种疾病?

艾迪森病和库欣综合征是由于糖皮质激素分泌异常造成的两种疾病。艾迪森病是由于肾上腺不能分泌足够的可的松,或者在某些情况下不能分泌足够的醛固酮而造成的。艾迪森病的常见症状包括慢性加重性疲劳、肌肉无力、食欲减退以及体重减轻。治疗艾迪森病的方法有置换疗法,即用肾上腺不分泌的激素去替代分泌不足的激素。

库欣综合征是由于机体组织长期处于过高的可的松水平下。症状有很多种,但是大多数人都会表现为上身肥胖,特征性满月脸,颈部脂肪增多,上肢和腿部消瘦。皮肤会变得薄而易受损,容易发生青紫且较难愈合。库欣综合征的症状通常会由于长时间使用糖皮质激素治疗而产生,包括氢化可的松。

 ▸ 肾上腺髓质对于人体重要吗?

肾上腺髓质对于"战斗或逃跑"反应有辅助作用,对于维持生命并不是必要的。

▶ 肾上腺髓质分泌的两种主要的激素是什么?

肾上腺髓质可以分泌肾上腺素和去甲肾上腺素。肾上腺素占肾上腺髓质分泌激素量的75%～80%，其余的是去甲肾上腺激素。这些激素与交感神经系统分泌的激素相似，但是它们的效应要持续更长时间，因为它们在血液中停留的时间较长。

胰　　腺

▶ 胰腺位于哪个部位？

胰腺（来源于希腊语，意思是"都是肉"）位于腹腔内胃和小肠之间。它是一个长的器官，大约有6英寸（12～15厘米）长。

▶ 为什么胰腺被称为复合腺体？

胰腺是一个复合腺体，因为胰腺具有内分泌和外分泌的功能。作为一个内分泌系统，胰腺可以分泌激素进入血液。胰腺中只有1%的部分是内分泌腺体，其余99%的部分起到的是外分泌的功能。

▶ 胰腺中哪些细胞是分泌激素的？

胰岛（朗格汉斯岛）是一群细胞，分泌激素。在整个成人的胰腺中分散排列着20万～200万个胰岛。

▶ 是谁最先发现了胰岛？

保罗·朗格汉斯（1847—1888）在19世纪60年代末期首先给出了胰岛在显微镜下的细微结构。他注意到了胰腺中的这些唯一的多角形细胞。直到1893年G.E.朗格斯才发现胰腺中这些多角形的细胞是内分泌细胞，可以分泌胰岛素。

▶ 朗格汉斯岛中含有多少种不同类型的细胞？

每个朗格汉斯岛中都含有4种不同类型的细胞。这4种类型的细胞包括 α

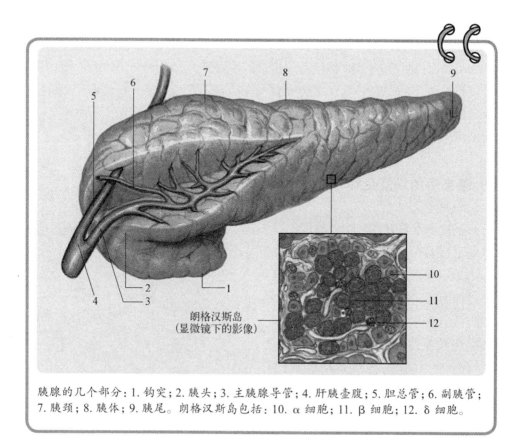

胰腺的几个部分：1. 钩突；2. 胰头；3. 主胰腺导管；4. 肝胰壶腹；5. 胆总管；6. 副胰管；7. 胰颈；8. 胰体；9. 胰尾。朗格汉斯岛包括：10. α 细胞；11. β 细胞；12. δ 细胞。

朗格汉斯岛
（显微镜下的影像）

细胞、β 细胞、δ 细胞和F细胞。最重要的2种细胞是产生胰高血糖素的 α 细胞和产生胰岛素的 β 细胞。

▷ 胰高血糖素的功能是什么？

胰高血糖素是在血糖水平降低到正常值以下时分泌的。胰高血糖素可以刺激肝脏将糖原转化为葡萄糖，这样可以使得血糖水平增高。胰高血糖素还可以刺激肝脏中的氨基酸和乳酸合成葡萄糖。胰高血糖素可以刺激脂肪组织中脂肪酸的释放。当血糖水平上升时，胰高血糖素的分泌会减少，这是根据负反馈机制进行的调节。

▷ 是谁发现的胰岛素？

胰岛素是由弗雷德里克·班廷（1891—1941）、约翰·麦克劳德（1876—1935）

和查理斯·拜斯特（1899—1978）发现的。尽管早期的研究者已经怀疑到胰腺分泌的物质可以控制糖的代谢，但是直到1922年才被证实，当时班廷、麦克劳德和拜斯特宣布了他们的研究成果。1923年的诺贝尔生理学或医学奖授予了班廷和麦克劳德。班廷将其获得的奖金中的一半分享给了拜斯特，而麦克劳德则与詹姆斯·贝特汉姆·柯利普（1892—1965）共同分享了奖金，他们是共同合作的小组成员。

▶ 胰岛素的功能是什么？

当血糖水平升高到正常值以上时，胰岛素就被分泌进入血液。胰岛素的一个最重要的效应是协助葡萄糖转运通过细胞膜，使得葡萄糖可以由血液弥散进入身体中大多数的细胞内。它还可以刺激葡萄糖合成糖原。葡萄糖之后就会储存在肝脏中，当血糖水平下降时，就会释放出来。

▶ 胰岛素的结构是何时被人们发现的？

胰岛素的完整结构，即肽类激素，是1955年由弗雷德里克·桑格（1918—　）发现的。它是第一个完整

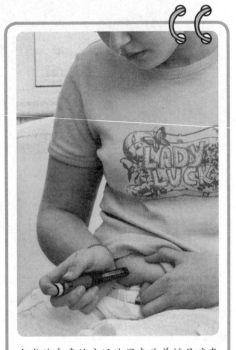

合成胰岛素被广泛地用来改善糖尿病患者的生活质量。

结构被确定的蛋白质。桑格由于这项研究成果于1958年获得了诺贝尔生理学或医学奖。

▶ 机体不能产生或者利用胰岛素而引起的疾病是什么？

糖尿病是一种代谢紊乱疾病。是当胰腺不能产生或者产生的胰岛素过少，或者细胞不能对产生的胰岛素做出正确的反应时引起的疾病。葡萄糖在血液中累积，尿中排出的糖增多。这样，机体就不能从葡萄糖获取能量。

尿崩症与糖尿病的区别是什么?

糖尿病是由于胰岛素分泌量不足引起的,而尿崩症是由于垂体分泌的抗利尿激素(ADH)不足造成的。肾脏储存水分的能力受到损害,过多的尿就会排出体外。

人胰岛素是何时被合成的?

人胰岛素是于1978年由亚瑟·里格斯和凯伊奇·伊塔库拉(1942—)利用大肠埃希菌和DNA重组技术首先合成的。首个人胰岛素(Humulin)直到1982年才上市。尽管被称为人胰岛素,当今使用的大多数胰岛素还是合成胰岛素。它们几乎与人胰腺分泌的胰岛素相同。

松　果　体

松果体位于哪个部位?

松果体(来源于拉丁文pinea,意思是"松果")是一个位于中脑第三脑室后方的小腺体。

松果体的功能是什么?

松果体的生理功能还不清楚。它能分泌褪黑素,它与人体的生物钟有关。褪黑素大多数是在夜间分泌的,在白天有光的时候分泌量减少。褪黑素的释放可以受到人工模拟的白天和黑夜的影响,如屋内亮着光也可以模拟白天,它对睡眠的影响可以解释为什么有些药物可以导致睡眠。

▶ 褪黑素是于何时被发现的?

褪黑素是由亚伦·B.莱纳(1920—　)于1958年首先发现的。理查德·J.沃特曼对于褪黑素功能的深入研究作了大量的贡献。

▶ 什么是季节性情绪失调?

季节性情绪失调(SAD)是抑郁的一种,它可以在冬天阳光较少时影响人们的心情。一种假设是说因为冬天日照时间少,所以褪黑素的分泌就受到了影响,导致生理性疾病如意志消沉或者疲劳。SAD的其他症状包括急于获得碳水化合物,使之体重增加以及情绪变化。很多研究者认为光疗对于SAD十分有效。光疗,也被称为光照疗法,是指坐在一个接近产生强光的特殊光学盒子的附近。大多数光学盒子可以发射出2 500～1万勒克斯的光线,这个强度介于起居室100勒克斯的光线和晴朗白天10万勒克斯光线之间。

▶ 哪种激素可以有效地治疗时差综合征?

时差综合征是由于一个人的生物钟与当地时间不同步造成的。一般来说,一个人每改变一个时区就要花一天的时间来适应时差综合征带来的问题。褪黑素既可以用于饮食补给,也可以用来在旅途中引导睡眠。当向东旅行时在旅行之前、之中或者之后服用都很有用。最好是在以前时区时提前正常睡眠时间5～7小时服用。旅行者可以在使用褪黑素之前咨询医生。妊娠或哺乳期妇女和儿童不建议使用。

生 殖 器 官

▶ 哪一个生殖器官可以分泌激素?

男性和女性性腺(来源于希腊语gonos,意思是"后代")都能够分泌激素。

男性由睾丸分泌激素,而女性由卵巢分泌激素。

▶ 生殖腺分泌的激素是什么?

雄激素睾酮是男性最重要的激素,由睾丸分泌。睾丸还分泌抑制素,它可以抑制卵泡刺激素(FSH)的分泌。卵巢分泌的3种重要的激素是雌激素、孕激素和弛缓素。

▶ 性激素的功能是什么?

睾酮是由来自垂体腺分泌的促黄体生成素(LH)刺激产生的。它可以调节精子的产生,也可以调节男性性器官的生长和发育。睾酮还可以刺激男性第二性征的发育,包括面部和阴毛的发育。它可以通过扩大声带引起男性声音变粗。

雌激素是由垂体分泌的卵泡刺激素(FSH)刺激产生的。它们可以辅助调节月经周期、乳腺发育以及女性第二性征的发育。促黄体生成素(LH)刺激孕激素的分泌。黄体酮使得子宫在受精发生后为着床做准备。它还可以加速胚胎在子宫内的运动。弛缓素可以在分娩时辅助松弛宫颈和产道。它可以引起耻骨联合韧带在分娩时更加富有弹性。

▶ 什么是同化类固醇?

应该称为同化类雄激素固醇,同化类固醇是一种增加合成反应,尤其是肌

 ▸ 同化类固醇是如何被滥用的?

同化类固醇通常被青少年、成人和专业或业余运动员滥用,他们的目的是为了增加肌肉,增强运动能力。尽管同化类固醇对于某些疾病可以起到治疗的效果,但是用于治疗的药量要比用于提高运动能力的量少10~100倍。

肉内的合成反应的激素。它们是原始雄激素睾酮的合成形式。它们可以促进骨骼肌（同化效应）的生长以及男性性征（雄激素效应）的发育。

其他激素来源

▶ 瘦素是何时被发现的?

瘦素是最近才发现的一种激素。珍妮弗·弗莱德曼（1954—　　）和他的同事在1994年12月发表了一篇论文，宣布他们发现了一种在老鼠和人体内的基因，被称为肥胖基因，这种基因是用于编码之后他发现的一种激素，他称这种激素为瘦素（来源于希腊语leptos，意思是"瘦的"）。瘦素是一种由机体内脂肪组织合成的激素，可以调节食物的摄取和能量的利用。缺乏瘦素的人通常饮食量惊人，而且体形肥胖。

▶ 胸腺位于哪个部位?

胸腺位于中纵隔，通常位于胸骨后方，两肺之间。它是一个由两叶构成的淋巴器官，血运丰富，但缺乏神经。胸腺的外层皮质有很多淋巴细胞，而内层髓质含有的淋巴细胞较少。

▶ 胸腺的功能是什么?

胸腺可以分泌多种激素，被称为胸腺激素，它可以刺激T细胞的产生和发育。T细胞在免疫功能中起到了重要的作用。

▶ 还有其他哪些器官具有内分泌功能?

很多器官在行使其主要功能时都具有内分泌功能。有些器官已经在这一章内进行了详细的介绍，另一些在下表中列出。

其他器官分泌的激素

器 官	激 素	效 应
小肠	胃泌素	促进胃液的分泌,增加胃的运动能力
	肠促胰液素	刺激胰液和胆汁的分泌
	胆囊收缩素	刺激胰液的分泌;调节胆囊中胆汁的释放;在吃饭后产生饱的感觉
肾脏	促红细胞生成素	刺激红细胞的产生
	钙三醇	刺激钙和磷的吸收;刺激钙离子从骨骼的释放,抑制PTH的分泌
心脏	心房钠尿肽（ANP）	增加肾脏水分和盐的排泄;增加口渴感;抑制ADH和醛固酮的分泌
脂肪组织	瘦素	抑制食欲

▶ 为什么胸腺被称为"萎缩的腺体"?

胸腺在婴儿时期最大。到了青春期达到了最大功能阶段,之后胸腺的体积就开始以每年3%的速度变小而持续到中年。到老年时,胸腺组织萎缩,大部分被脂肪组织所取代。

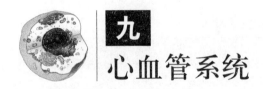

九

心血管系统

简　介

▶ **心血管系统的功能是什么?**

　　心血管系统在心脏、肺和组织细胞之间提供了一个运输系统。心血管系统最重要的功能是为组织提供营养物质,并将废物移除。

▶ **心血管系统和循环系统之间的区别是什么?**

　　心血管系统是指心脏(cardio)和血管(vascular)。循环系统是包括血液、血管、心脏、淋巴和淋巴管的更系统的名词。

▶ **心血管系统是由哪些结构和器官构成的?**

　　从理论上讲,心血管系统的结构包括心脏和血管。血液,一种结缔组织,在心血管系统中有着重要的作用,通常被包括在心血管系统内。

▶ **心血管疾病通常有哪些?**

　　心血管疾病是对心脏和血管疾病的总称。有一些心血管疾病是先天性的（发生在出生的时候），而另一些疾病是后天获得的。心脏病会影响心脏，还有供血给心肌的动脉或者保证心脏内的血液向正确的方向流动的瓣膜。心脏病的例子是冠状动脉心脏病（动脉的疾病，供应心脏的血液）、瓣膜病（影响心脏瓣膜的疾病）、先天性心脏病和心力衰竭。血管疾病包括动脉粥样硬化、高血压、中风、动脉瘤、静脉血栓（静脉内血块的形成）和静脉曲张。

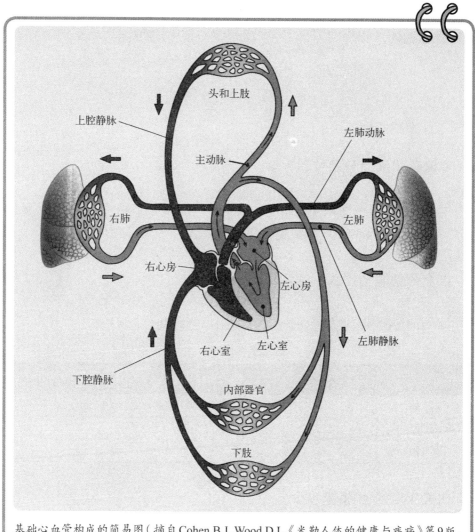

基础心血管构成的简易图（摘自 Cohen,B.J.,Wood,D.L.《米勒人体的健康与疾病》第 9 版，Philadelphia:Lippincott,Williams&Wilkins,2000 ）

▶ 运动是如何影响心血管系统的?

身体缺少活动是心脏病、中风和冠状动脉心脏病的一个主要的危险因素。有规律的有氧锻炼(走路、跑步、散步)不仅可以增加身体健康程度和运动能力,还可以阻止心血管疾病的发生。有规律的体育活动还可以控制血脂。有规律有氧运动的其他好处还包括缓解高血压、降低三酰甘油水平以及增高HDL(有益的)胆固醇水平。健康人每天至少应该30分钟中度至重度的有氧锻炼。30分钟的锻炼可以被分为每10分钟或每15分钟一个阶段,但是应该达到最大心率的50%～75%。

血 液

▶ 血液的组成成分是什么?

血液是一种结缔组织,因为血液既含有液体又含有固体(细胞)成分。液体是血浆,血浆蛋白和细胞(红细胞、白细胞和血小板)悬浮于液体基质内。

▶ 血液的功能是什么?

血液的功能可以被分为3个主要的类别:运输、调节和保护。

血液的功能

功　能	举　　　　　例
运　输	气体(氧气和二氧化碳)、营养物质、代谢废物
调　节	血压、正常pH,液体容积/压力
保　护	抵抗血液损失,抵抗感染

▶ 血液正常的pH值是多少?

动脉血的正常pH值是7.4,而静脉血的正常pH值约为7.35。动脉血的pH值比静脉血稍高是因为其中含有更少的二氧化碳。

▶ 为什么血液是黏稠的？

血液之所以是黏稠的，是因为它比水要浓稠，黏度是水的5倍。使血液黏稠的主要是其中的红细胞。当这些细胞数量增加时，血液会变稠，流动速度就会有所减慢。相反，如果红细胞的数量减少，血液就会变稀，流动速度会加快。

▶ 红细胞是在哪里形成的？

红细胞的形成，或者红细胞生成，发生在脊椎、胸骨、肋骨、颅骨、肩胛骨、髋骨和近端四肢骨的红骨髓中。红细胞一开始是大的不成熟细胞（原红细胞），7天之后，它们就会变成更小的成熟红细胞，之后进入血液循环。

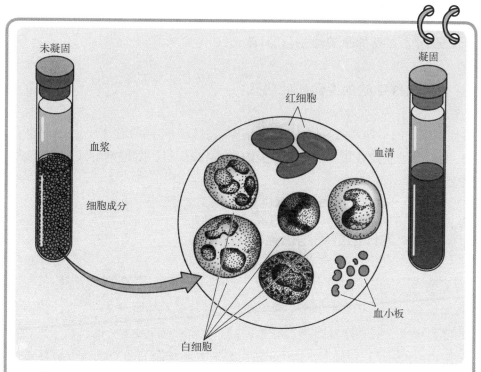

几种类型的血细胞，包括血小板、白细胞和红细胞，它们起到了免疫、愈合和氧气运输的功能。（摘自Willis,M.C.《医学术语：卫生用语的系统学习》。Baltimore:Lippincott,Williams&Wilkins,2002）

▶ **红细胞形成的速率受到哪些因素的影响？**

红细胞形成的速率是由红细胞生成素刺激的，红细胞生成素是由肾脏分泌的激素。红细胞生成素可以增加红细胞的分裂和未成熟红细胞的成熟。如果血氧水平降低，比如贫血、疾病或者高纬度地区，红细胞生成素就会释放。

▶ **红细胞有多少个？**

红细胞占体内所有细胞的1/3，占血液中细胞的99.9%。如果人体内所有的红细胞都一个个叠起来的话，可以有一座3.1万英里（4.989万千米）的塔那么高。

▶ **红细胞的厚度有多少？**

500个红细胞的厚度大约是0.04英寸（0.10厘米）。

▶ **为什么红细胞的寿命如此的短？**

红细胞的平均寿命是120天。红细胞通过体内不同的血管时会受到机械压力，会对红细胞造成很大的损伤。大约过了120天后，细胞膜就会破损，红细胞就会死亡。

 为什么红细胞是盘状的？

红细胞可能是人体内最特殊的细胞了。它们是双凹的圆盘状（炸面圈），中央凹陷。这种形状很有意义，因为盘状可以增加表面积和容积的比例，增加气体的交换速率，使得红细胞可以在通过狭窄的血管时堆叠在一起，一个挨一个。同时，因为一些毛细血管只有0.00015748英寸（0.004毫米）粗，红细胞可以通过改变形状顺利通过狭窄的血管。

▶ 红细胞更新的速率有多快？

每秒有200万～300万的红细胞进入血液，取代相同数量的破损细胞。

▶ 血液是如何运输氧气的？

红细胞内含有血红蛋白，可以在血液内运输氧气和二氧化碳。血红蛋白是一种由4个多肽链构成的复合蛋白，每条多肽链对于氧气的结合都有着独特的能力。令人惊奇的是，每个红细胞内大约有2.8亿个血红蛋白分子，它们可以运输10亿个氧分子。每条多肽链有一个分子的血红蛋白，血红蛋白中心含有一个铁离子。铁离子与氧气结合。

▶ 影响红细胞的主要疾病有哪些？

主要的红细胞疾病是贫血，血液氧气的携带能力降低。贫血是某些疾病的症状，这些疾病包括红细胞数目减低、血红蛋白含量减低或血红蛋白合成异常。红细胞数目的减少有可能是因为出血（过多的血液流失）、铁离子缺乏或氧气量减少引起的。高纬度或者肺炎的某些类型可以导致氧气量的降低。

▶ 镰刀形细胞贫血症是什么？

镰刀形细胞贫血症是一种遗传性疾病，是由于组成血红蛋白的 β 链的287个氨基酸中有一个发生了突变造成的。这个轻微的改变会引起血红蛋白链的异常折叠，这样血红蛋白就会形成坚硬的棒状。这样形成的红细胞会在携带氧气或者血液中氧含量减少时变成新月形（因此得名"镰刀形细胞"）。这些新月形的红细胞很脆弱，非常容易破损，在小血管中形成血块。

▶ 什么是地中海贫血？

地中海贫血是一种遗传性血液疾病，可以引起轻度贫血。地中海贫血引起的贫血并非是由于缺乏铁元素而引起的，而是因为红细胞中的血红蛋白量有问

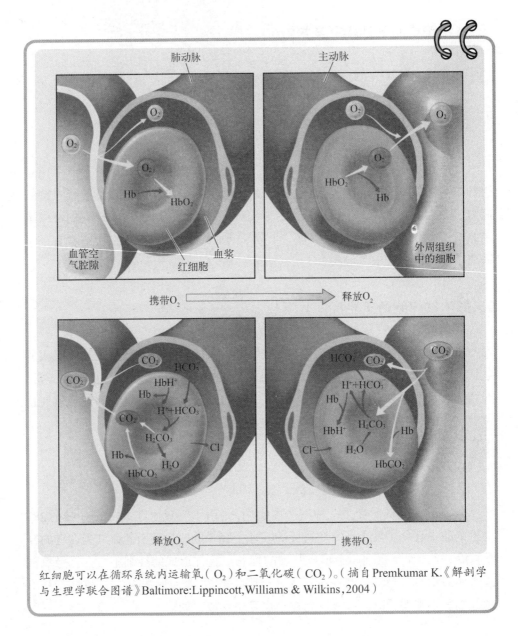

红细胞可以在循环系统内运输氧（O_2）和二氧化碳（CO_2）。（摘自 Premkumar K.《解剖学与生理学联合图谱》Baltimore:Lippincott,Williams & Wilkins,2004）

题引起的。患有地中海贫血的患者体内缺乏血红蛋白或红细胞，所以不能够在全身运输氧气。轻度或者中度的地中海贫血不需要任何治疗。在美国，严重的地中海贫血大多数是 β 地中海贫血，也被称为 Cooley 贫血。治疗方法通常包括不断地输入含有铁螯合剂的血液，将体内积存的铁移除。

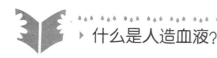

什么是人造血液？

　　人造血液是指一种血液成分，它可以被用来为机体提供液体容量并且在血管内运输氧气。血液替代物的两个特点是它必须比真正的血液要稀，而且对氧气的亲和力必须要更低一些，这样氧气才容易被释放。人造血液的益处是它可以减少人们对血液的需求，而且在丢失大量血液的时候不会发生排斥。

▶ 什么是违规增血？

　　违规增血是指利用人工的方法增加红细胞的数目。红细胞生成素，一种由肾脏和肝脏分泌的激素，可以增加红骨髓内红细胞成熟的速率。运动员在比赛前将红细胞生成素（EPO）的基因工程形式注射进体内，可以使红细胞数目增加45%～65%。有了更多的红细胞，肌肉就有了更多的氧气供应，可以提升运动员的耐力。但是，一旦运动员脱水，血液就会变得过于黏稠，造成凝血、中风或者其他严重的心脏疾病。

▶ 白细胞是什么？

　　白细胞占总细胞容积的不到1%。白细胞的主要功能是免疫防御。根据白细胞的结构特点分为两种类型：内含膜包裹颗粒的粒细胞和不含膜包裹颗粒的非粒细胞。每立方毫升的血液中含有0.45万～1万个白细胞。白细胞计数是指5种类型白细胞每个所占的百分比。

白　细　胞

分　类	类　型	功　　　　　能	正常值
粒细胞	中性粒细胞	化学趋化作用，向着炎症部位运动；可以杀死细菌	50%～70%
	嗜酸性粒细胞	杀死寄生虫；可以在过敏反应中刺激化学物质的释放	1%～3%

分　类	类　型	功　　　　　能	正常值
非粒细胞	嗜碱性粒细胞		0.4%～1%
	淋巴细胞		25%～35%
	单核细胞		4%～6%

▷ 白细胞都储存于机体的哪些部位？

机体内大多数的白细胞都储存在结缔组织中或者淋巴器官中。当有病原侵入或者遇到损伤时，白细胞就会释放。

▷ 随着年龄的变化，白细胞计数会发生什么变化？

出生时，新生儿的白细胞数目较多（每立方毫米的血液中含有0.9万～1万个白细胞），但是出生后2周，白细胞的数目就会下降到成人的水平（每立方毫米的血液中含有4 500～1万个白细胞）。老年人的白细胞总数也有所减少。

▷ 白细胞数目有哪些重要的意义？

如果一个人的白细胞数目少于500，那么他患感染的可能性就很高。白细胞减少症是一种疾病，患者白细胞数目很低。白细胞增多症也是一种疾病，白细胞数目超过3万意味着这个人有严重的感染，或者患有严重的血液疾病，比如白血病。

▷ 什么是血细胞渗出？

血细胞渗出是指白细胞在构成血管壁的细胞之间漏出的能力。一旦这些白细胞流到血液之外，它们就会以一种阿米巴样运动通过间质的间隙。中性粒细胞和单核细胞是这些白细胞中最活跃的细胞。这些白细胞可以吞噬细菌、细菌内的有机分子以及其他的大型生物比如寄生虫。中性粒细胞和单核细胞被细菌毒素和其他相关的物质填充后就会死亡。

▶ 血小板的功能是什么？

血小板非常小，直径只有 1.575×10^{-3} 英寸（0.04 毫米），有 3.9×10^{-4} 英寸（0.001 毫米）厚。血小板的功能包括：1. 运输与凝血有关的酶和蛋白质；2. 形成血小板栓子，减少血液流失；3. 在血块形成后收缩血块，可以防止血管的破裂。

▶ 血小板是于何处产生的？

血小板产生于骨髓中，骨髓中直径 0.006 3 英尺（0.16 毫米）的巨大细胞逐渐分解，细胞质就形成了一个小组织。这个小组织中有 4 000 个可以被一个巨大细胞释放出来，形成成人的血小板。

▶ 如果血液不凝固会发生什么情况？

如果血液凝固得慢或者根本不凝固，这个人就会因为很小的伤口丢失大量的血液。最常见的两种凝血障碍是血友病和血管性血

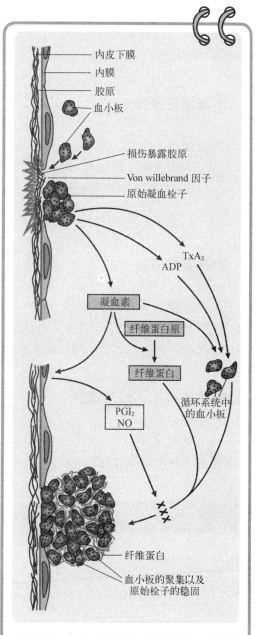

内皮下膜
内膜
胶原
血小板
损伤暴露胶原
Von willebrand 因子
原始凝血栓子
TxA₂
ADP
凝血素
纤维蛋白原
纤维蛋白
PGI₂
NO
循环系统中的血小板
纤维蛋白
血小板的聚集以及原始栓子的稳固

血小板细胞通过形成血块来修复人体的损伤。（摘自 Rubin,E.,M.D.,Farber,J.L.,M.D.《病理学》第 2 版,Philadelphia:Lippincott,Williams &Wilkins,1999）

友病。血友病患者多数为男性，是由于特殊的凝血因子缺乏造成的。血管性血友病是由于与凝血有关的血浆蛋白缺乏造成的。在两种疾病中，病情的严重程度取决于特殊蛋白质的含量多少。

▶ 抗凝剂是什么？

抗凝剂是一种可以阻止血小板在血管内皮上聚集的物质。内皮细胞通常可以分泌一氧化氮和前列环素，它们可以防止血小板聚集在一起。另一种天然抗凝剂是肝素，它位于嗜碱性粒细胞内（白细胞的一种类型）和内皮细胞的表面。它可以阻碍血块形成的过程。

▶ 血浆是什么？

血浆是血液中的液体部分。它占总血液的46%～63%。血浆中大部分是水，其中含有可溶性物质，增加了血浆的黏稠度。可溶性物质中大部分（92%）是血浆蛋白。非蛋白成分包括代谢废物、营养物质、离子和可溶性气体。

▶ 主要的血浆蛋白有哪些？

主要的血浆蛋白有3种。血浆蛋白是由肝脏产生的，不含有γ球蛋白，γ球蛋白是由淋巴组织或细胞分泌的。

主要的血浆蛋白

种　类	%（重量）	功　　　　能
白蛋白	60	对于维持渗透压有着重要的作用
球蛋白	36	α、β球蛋白——运输蛋白质；γ球蛋白——在免疫反应中释放的抗体
纤维蛋白原	4	血块形成

▶ 血浆和血清的区别是什么？

血浆是全血中除去细胞的部分，血清是血浆除去凝血蛋白。血清不能使血液凝固。

▶ 平均每个成年人都有多少血液?

一个成年男性有5.3～6.4夸脱,或者1.5加仑(5～6升)血液,而一个成年女性含有4.5～5.3夸脱,或者0.875加仑(4～5升)血液。血液量的不同取决于性别、体形、液体和电解质浓度以及体内脂肪的含量。

▶ 哪条静脉通常用于采血?

通常从肘正中静脉(肘内部)采集新鲜血液,这个过程叫作静脉穿刺。如果只需要很少量的血液,可以在手指尖、耳垂、脚趾尖或者脚跟(婴儿)采血。

▶ 血液的成分是如何被分离开的?

血液经过离心,可以将血液中的两部分:血浆(55%)和有形成分(45%)分离开。进一步的离心可以将血浆分为蛋白质、水和可溶性物质。将可溶性物质进一步离心可以分离出血小板、白细胞和红细胞。

▶ 采集的血液样品可以用于做哪些检测?

下面的这个表格列出了通常所做的血液检测。

血 液 检 测	目　　　　的	正 常 值
血球容积量(HCT)	血细胞在全血中所占的百分比 %	37%～54%
血红蛋白浓度	血红蛋白浓度	12～18 g/dl*
红细胞数目	红细胞数目/微升全血	4.2～6.3百万/毫升
白细胞数目	决定着循环中白细胞的总数	600～9 000

*g/dl= 克/分升

是谁发现了ABO血型系统?

奥地利生理学家卡尔·兰德斯坦纳（1868—1943）于1909年发现了ABO血型。兰德斯坦纳研究了为什么一个人的血输给另一个人时有时会成功但有时会引起患者死亡。他得出的结论是血液一定有很多种类型。如果两个不同血型的人之间输血，红细胞就会黏在一起，阻塞血管。兰德斯坦纳因为发现了血型，从而获得了1930年的诺贝尔生理学或医学奖。

▶ 男性还是女性的血球容积量更高?

男性的血球容积量更高，是因为男性的血液有着更强的携带氧气的能力，这样才能为发达的肌肉提供充足的氧气。

▶ 正常血液中二氧化碳的含量是多少?

动脉血中二氧化碳的正常值范围是每升19～50毫米，静脉血中是每升22～30毫米。

▶ 什么是Rh因子?

除了ABO血型，血型还可以按照Rhesus因子或者Rh因子进行分类，这种因子是一种遗传的血液特性。1939年，菲利普·莱文（1900—1987）和R.E.斯特森；1940年，卡尔·兰德斯坦纳（1868—1943）和A.S.怀纳分别发现了Rh因子，Rh系统将血液分为Rh阳性和Rh阴性。妊娠期妇女要特别地检查Rh因子。如果母亲是Rh阴性，那么父亲也要检查血型。体内含有不兼容Rh因子的孕妇的胎儿会患上致命的血液疾病。这种疾病可以通过输血进行治疗。

▶ 胎儿成红细胞增多症的发病率是多少?

胎儿成红细胞增多症是新生儿的一种溶血性疾病,是现今一种极其罕见的疾病,因为医生都会非常仔细地检查Rh因子。Rh阴性的妇女若怀有一个Rh阳性的胎儿,那么就要给其注射一种被称为RhoGAM的药物。这种注射液实际上是由抗Rh抗体构成的,它们可以结合在胎儿体内每一个Rh阳性的细胞上,使其与母体的细胞隔绝,这样就不会引起母亲免疫系统的反应。RhoGAM必须在接触Rh阳性细胞后72小时内注射,这种情况见于分娩、终止妊娠、流产或者施行羊膜穿刺。

▶ 输血时可以使用的血型是什么?

下面的表格列出了每种血型最匹配的血型。

受者的血型	供者的血型	急救时可使用的供者的血液类型
A	A	A、O
B	B	B、O
AB	AB	AB、A、B、O
O	O	O

▶ 多长时间可以献一次血?

如果供者身体健康,那么每50天可以献血一次。血浆每2周可以献一次,血小板每年最多可以献24次。

▶ 每种血型相关的抗原和抗体是什么?

下面的表格解释了血型和抗原、抗体之间的关系。

血　　型	红细胞表面的抗原	血浆中的抗体
A型	A	抗B抗体
B型	B	抗A抗体

血　　　型	红细胞表面的抗原	血 浆 中 的 抗 体
AB型	A和B	既没有抗A抗体，也没有抗B抗体
O型	既没有A也没有B	既有A抗体，又有抗B抗体

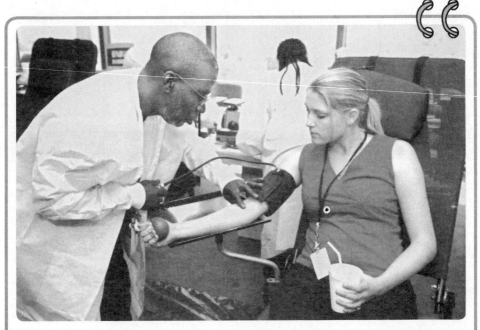

每50天可以献一次全血。(iStockphoto.com/David H. Lewis)(iStockphoto.com/David H.Lewis)

心　　脏

▶ **心脏有多大？心脏位于哪个部位？**

　　心脏的大小因人而异。一个成年人平均的心脏大小约5.5英寸（14厘米）

长,3.5英寸（9厘米）宽,大约有一个人的拳头大小。心脏位于横膈的上方,左右肺之间。心脏的1/3位于胸部的右侧,而其余的2/3位于胸部的左侧。

▶ 心脏大约有多重?

婴儿心脏的重量大约占身体的1/30。成人的心脏重量大约占整个身体体重的3/100；男性约有310克,女性约有225克。

▶ 心肌与骨骼肌有什么不同?

心肌是由很多很长的束状带有分支的细胞通过闰盘连接在一起的。闰盘是相邻的心肌细胞细胞膜相连接的部位。心肌细胞内还有很多小的间隙,这些间隙内由直接的电子连接,可以允许离子自由地在细胞之间流动。内部的基质可以将很多心肌结合成为一个非常大的细胞,被称为合体细胞（拉丁文的意思是"结合的细胞"）。心肌细胞和骨骼肌的另一个区别是心肌细胞内有起搏细胞,它可以不通过神经刺激就可以产生自律性收缩。心肌细胞的收缩所需的时间比骨骼肌细胞的收缩时间要长10倍,心肌细胞不能像骨骼肌细胞一样产生持续的收缩。

▶ 心脏壁的三层结构是什么?

心脏壁是由三层不同的结构构成的：外层是心外膜,中间是心肌膜,内部是心内膜。

▶ 心包炎是什么病?

心包炎是心包的炎症,心包是心脏外面的膜。通常心包炎是由于病毒或者细菌的感染造成的,使得心包膜的各层黏附在一起。心包炎患者十分痛苦,因为它可以限制心脏的运动。轻度的心包炎不需要治疗,只需要卧床休息并且服用抗炎药物即可。稍重一些的心包炎就需要住院治疗,或者施行手术,引流液体。如果是细菌感染引起的心包炎,需要使用抗生素治疗感染。

▶ 什么是心绞痛?

心绞痛(来源于拉丁文,意思是"绞痛"和"胸部")是一种严重的胸部疼痛,发生在心肌缺少氧气供应的时候。心绞痛预示着冠状动脉缺少氧气和足够的血液供给心肌。

▶ 心脏是如何防御损伤的?

因为心脏一直在跳动,所以心脏外面有一层心包囊保护着心脏免受摩擦的损伤,心包囊的外层是纤维层,内层是浆液层。内层可以分泌液体,心脏跳动时起到润滑作用。心肌的合体细胞形成了一层连续的肌层包裹着心脏的各个腔。

▶ 心脏内的不同腔室是什么?

心脏分为上方的两个腔,即心房(单数形式是atrium)以及下方的两个腔,即心室。心房是接受血液的腔,血液通过大血管流回心房。心室是泵出血液的腔,血液通过心室泵入大血管内。

▶ 什么是二尖瓣脱垂?

二尖瓣脱垂(MVP)是一种由于二尖瓣(僧帽瓣)在心脏跳动时向左心房内突出而引起的血液由心房漏入心室的疾病。这种疾病可能是由于遗传因素或者葡萄球菌感染而引起的。有时可以通过手术修复二尖瓣。大多数轻度患者不需要进行任何治疗。

▶ 为什么左心室要比右心室大?

尽管左右心室储存的血液量是相同的,但左心室要更大一些,因为左心室的壁更厚。这些厚壁可以保证心脏在将血液泵出到全身时维持一定的压力。因为右心室仅仅将血液泵入邻近的肺组织,所以不需要那么大的喷射力。

▶ 进出心脏的主要血管有哪些?

进入心脏右侧的血管主要有上腔静脉和下腔静脉,它们将含氧量很低的血液运回右心房。血液通过肺动脉离开右心室进入肺。含氧量高的血液通过左右肺静脉流回左心房。所有的血液都会通过主动脉离开心脏的左侧。

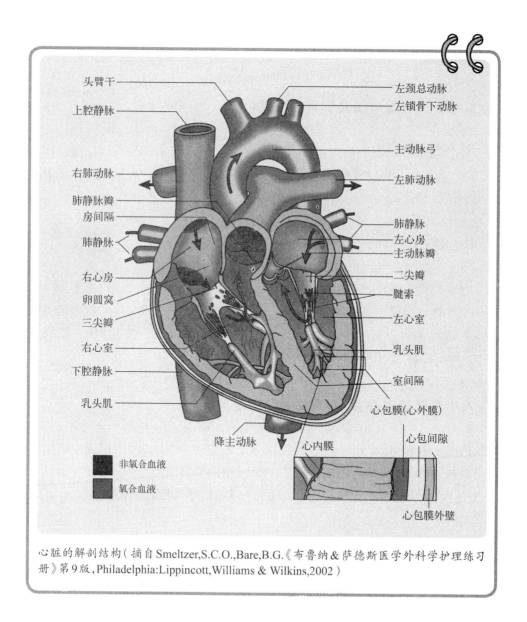

心脏的解剖结构(摘自 Smeltzer,S.C.O.,Bare,B.G.《布鲁纳&萨德斯医学外科学护理练习册》第9版,Philadelphia:Lippincott,Williams & Wilkins,2002)

是谁首先实施了心脏移植手术?

世界上首例心脏移植手术是1967年在南非由克里斯蒂安·N.巴纳德医生（1922—2001）完成的。美国的首例心脏移植手术是在1968年由斯坦福大学的诺尔曼·沙姆韦（1923—2006）医生完成的。

▶ 首例人工心脏移植是何时完成的?

首个人工心脏是于1981年由罗伯特·K.扎维克医生（1946—　　）制造的。1982年,巴尔尼·克拉克成为接受人工心脏移植手术的第一人。克拉克在手术之后生存了112天。

▶ 什么是循环辅助设备?

循环辅助设备也被称为心室辅助设备,是一种机械循环仪器。这些设备可以用来在短期内使患者的心脏得到休息从而治愈。不仅如此,这些设备还可以用来为那些等待心脏移植的患者提供长期的循环维持。一共有3种主要的设备:逆搏动设备、心肺辅助设备和左心室辅助设备。

▶ 人心跳的速度有多快,跳动的频率是多少?

婴儿心跳的速度大约是每分钟130次;10岁时,一个人的心跳速度就减慢到每分钟90次。而到了成年,心跳的速率就会减慢到男性每分钟70次,女性每分钟78次。心脏每年都会跳动大约4 000万次,大约一生要跳动30亿次。

▶ 心脏发出的"咚哒"声音是如何形成的?

心跳的声音可以通过听诊器听到。心跳时特有的声音"咚哒"是由于两套瓣膜的闭合引起的。"咚"的声音是由于房室瓣闭合发出的；而"哒"的声音是由于半月瓣闭合引起的。

▶ 是谁发明了听诊器？

听诊器是1816年由法国医生勒内·T.H.拉内克（1781—1826）首先发明的。听诊器这个词来源于希腊语，意思是"研究胸部"。

 ▶ 心脏可以泵出多少血液？

平均每个心脏收缩时都会泵出2.4盎司（71毫升）血液。心脏每天都要向全身泵出7 397夸脱（7 000升）血液。

▶ 人心脏产生的压力有多大？

人心脏在向全身泵出血液的时候产生的压力可以将血液喷出30英尺（9.1米）高。

▶ 心肌是怎样供血的？

心肌有着独立的血液循环——冠状动脉循环。供应心室的血管是两条大冠状动脉，为左心室供应最充足的血液，因为左心室的工作负担最重。

▶ 心脏内的血流是怎样流动的？

瓣膜系统可以防止房室内和出入心脏的大血管内血液的反流。房室瓣位于右心房和右心室之间（三尖瓣）以及左心房和左心室之间（二尖瓣）。当心室收缩时，血液会向着心房的方向流动，这些瓣膜就会闭合。半月瓣就像是一个三脚架,在血液流向右心室(肺动脉瓣)和左心室(主动脉瓣)后关闭。当心室舒张时,房室瓣开放,半月瓣闭合。当心室收缩时,房室瓣闭合,半月瓣开放。

▶ 心脏的起搏细胞位于哪个部位?

心脏的起搏细胞位于右心房的窦房结(SA)内。窦房结内的细胞每分钟可以产生75次脉冲。起搏细胞通过分布于左、右心房的神经纤维系统调节心率。

▶ 运用于临床的第一个人工心脏起搏器是在什么时候发明的?

第一个运用于临床的心脏起搏器是1952年由保罗·佐尔(1911—1999)与电机公司合作在波士顿发明的。心脏起搏器佩戴在患者体外的带子上,通过附着在患者胸前的两个金属电极与电插销来刺激患者的心脏。威尔森·格雷巴奇与厄尔·巴肯一同合作发明了安置在体内的心脏起搏器。首个人工心脏起搏器移植手术是1960年由威廉姆·扎达克医生和安德鲁·格智医生完成的。

▶ 心脏的电学活性是如何被监测的?

心脏的电学活性可以通过心电图进行监测。电极被放置在胸部的不同部位,每次当心脏跳动时,心肌电活性就会以波的形式体现出来。这种检查可以通过监测器上波形的变化体现出心脏电活性的轻微改变。心电图可以用来检测并诊断心律不齐(这是一种心脏传导系统异常引起的疾病)。

 首个人工制造的体外心脏起搏器是什么时候发明的?

首个人工制造的体外心脏起搏器是1950年由加拿大电气工程师约翰·霍普斯(1919—1998)制造的。因为起搏器体积太大,所以患者戴上很不舒服。

▶ 心脏病表现出的症状有哪些？

尽管有些心脏病是突然发生的，但大多数心脏病起病都比较缓慢，而且伴有轻微的疼痛。以下是心脏病的一些症状：

1. 胸部不适，通常位于胸部正中，持续数分钟；

2. 上身其他部位不适，比如有一只胳膊或两只胳膊疼痛，背部、颈部、下颌或者胃部不适；

3. 呼吸急促；

4. 其他症状比如恶心、头晕或者出冷汗。

▶ 超声心电图是什么？

超声心电图是一种无创性的研究心脏内部血管和心脏运动的方法。这种方法利用超声光束，直接将其通过探头探入患者胸部。探头利用超声波，从心脏的后方直接反射回来，形成图像。超声心电图可以显示心脏内部腔室的三维结构、瓣膜运动、血流和心包积液、血块或肿瘤的存在。

▶ 运动是如何影响心脏的？

有规律的运动可以增加心脏每次跳动时向外泵出的血液量，所以为了维持心脏的输出量，心脏每分钟跳动的次数也相应减少。运动可以使心脏泵出的血液量增加300%～500%，心率可以增加到每分钟160次。有规律锻炼的人在静息时心率比较缓慢。

血　　管

▶ 血管是什么？它们有什么功能？

血管形成了一个环路，将血液从心脏运至全身的其他器官、组织和细胞，之后又回到心脏。血管包括动脉、小动脉、毛细血管、小静脉和静脉。动脉携带着氧气从心脏以很高的压力泵出。动脉越来越细,更细一些的动脉被称为小动脉。随着小动脉接近毛细血管,血管壁会越来越薄。毛细血管是所有血管中直径最小的。它们将小动脉和小静脉连接在一起。小静脉从毛细血管延续形成静脉。

 当人们在打喷嚏的时候心脏会停止跳动吗?

人们在打喷嚏的时候心脏是不会停止跳动的。打喷嚏却会影响到心血管系统。它会改变胸内的压力。这种压力的变化会影响流向心脏的血流,影响心脏的节律。因此,打喷嚏会造成一次心跳与下一次心跳之间的延迟,通常会被人们认为是"跳过的心跳"。

▶ 动脉和静脉之间的区别是什么?

动脉和静脉都由三层组织构成:内皮(内皮细胞)、中层(平滑肌)和外层(结缔组织)。但是,动脉壁要更厚一些,这使得它能够耐受住从心脏流出的高压力的血液。很多静脉都有静脉瓣防止血液反流回心脏。

▶ 动脉瘤是什么?

动脉瘤是指动脉薄弱的壁上的隆起,通常位于主动脉上。动脉瘤就像是花园内水管上的膨出物。动脉瘤长到很大的时候就会破裂,如果动脉瘤位于大脑内的动脉上就会引起中风;如果动脉瘤位于主动脉,破裂后就会造成大出血,大出血通常可以致命。

▶ 动脉粥样硬化和动脉硬化有什么区别?

动脉硬化也被称为动脉强直,通常发生在动脉壁增厚或者钙沉积形成的时候。如果冠状血管发生硬化，就会被称为冠状动脉疾病。动脉粥样硬化是另一种类型的动脉硬化，脂类尤其是胆固醇会沉积在动脉壁上。动脉粥样硬化的危险因素包括吸烟、高脂/高胆固醇饮食以及高血压。

▶ 人体内最大的动脉是什么？

主动脉是人体内最大的动脉。在成人体内，主动脉大约就像是公园中的喷水管一样粗。主动脉的内径大约有1英寸（2.5厘米），壁厚约0.079英寸（0.2厘米）。

▶ 人体内最大的静脉是什么？

人体内最大的静脉是下腔静脉，它可以将身体下肢的血液运回心脏。

▶ 毛细血管床是什么？

毛细血管床是一种像蜘蛛网似的结构，连接体内某一部分的动脉系统和静脉系统。毛细血管床可以接受来自多根动脉的血液。

▶ 毛细血管的功能是什么？

毛细血管可能是血管内最重要的成分了，因为它们是心血管系统中最重要的交换部位。气体、营养物质和代谢副产物都是在毛细血管内的血液和机体细胞周围的组织液之间进行着交换。交换的物质通过弥散、滤过和渗透穿过毛细血管壁。

▶ 毛细血管有多大？

毛细血管的直径大约有0.0003英寸（0.0076毫米），大约与一个红细胞一样大小。毛细血管只有大约0.04英寸（1毫米）长。如果体内所有的毛细血管都首尾相接的话，总长度就会达到大约2.5万英里（40234千米），这比地球在赤道位置处的周长还要长一些,赤道处的地球周长是2.49万英里(40 073千米)。

> ### 人体内所有血管（包括动脉、小动脉、毛细血管、小静脉和静脉）的总长度有多长？

循环系统内所有血管的总长度大约是6万英里(9.66万千米)。如果首尾相接的话,身体内血管可以绕地球两周多。

> ### 在任何一个时间里,身体内血流最多的地方是什么？

不同类型血管内的血流量有着很大的不同。由于静脉具有可扩张的特性,静脉可以拓宽到相同直径动脉的8倍。在静息时,静脉系统可以承受总血液量的65%～70%的血液,而心脏、动脉和毛细血管承受30%～35%的血液。静脉系统内1/3的血液储存在肝脏、骨髓和皮肤内。

> ### 什么是静脉曲张？

静脉曲张是指静脉扩张,通常发生于大腿和小腿的浅静脉。静脉曲张通常

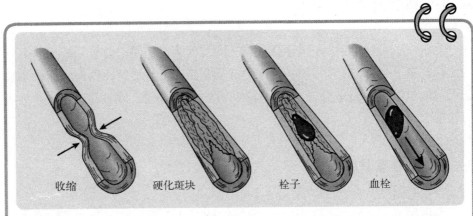

收缩　　　　　硬化斑块　　　　栓子　　　　血栓

收缩、硬化斑块的形成,或者凝血块都会影响静脉或动脉内的血流。(摘自Willis,M. C.《医学术语：卫生用语的系统学习》。Baltimore:Lippincott,Williams&Wilkins,2002)

是由于静脉内的瓣膜过于拉伸从而不能充分闭合造成的。受到影响的静脉会充满血液。静脉曲张通常不会伴随着严重的疾病。

▶ 为什么静脉的血液看上去是蓝色的?

因为静脉血内缺乏氧气,所以看起来不会和动脉血一样是鲜艳的红色。静脉血看上去颜色很深,是深红色的,甚至发紫。通过皮肤看到的静脉血是蓝色的,这是因为光线穿过皮肤和缺氧的血液时进行了合成。

▶ 动脉流血和静脉流血有什么不同?

每种类型的血管(动脉、静脉、毛细血管)都有着独特的出血的特点。动脉出血的特点是喷射出鲜红色的血液;心脏每搏动一次就会泵出一定的血液。动脉出血很严重,而且很难控制。静脉出血一般很平稳,而且血液是深红色的,几乎是栗色的。因为毛细血管很细,所以毛细血管出血时血流很慢,是渗出的,比动脉出血和静脉出血更容易受到感染。

循　　环

▶ 什么是脉搏?

脉搏是动脉交替的扩展和反冲,在动脉接近身体皮肤表面的部位可以感受到,因为从心脏向主动脉射入的血液是有节律的,这就造成了血管内压力的时高时低。脉搏可以反映出心脏搏动、血管和循环的很多重要信息。脉搏快说明有可能存在梗死或者脱水。在紧急情况下,脉搏的压力可以帮助医生判断患者是否还有心跳。

▶ 脉搏在哪个部位最容易被触及?

脉搏可以在接近身体表面或者骨骼处触及。人体内最容易触及脉搏的部位是：

　　腕部（桡动脉）；

　　颞动脉（耳前）；

　　颈总动脉（沿着下颌的下边缘）；

　　面动脉（下颌骨的下边缘）；

　　肱动脉（肘部弯曲处）；

　　腘动脉（膝部后方）；

　　胫后动脉（踝部的后方）；

　　足背动脉（脚上方的表面）。

▷ **人脉搏的速率参考值是多少?**

以下是正常参考值：

年　　龄	脉搏速率	年　　龄	脉搏速率
新生儿	100~160次/分	10岁~成人	60~100次/分
1~10岁	70~120次/分	运动员	40~60次/分

▷ **血管中血流的速度有多快?**

　　血流量是指在一定时间内通过一根血管或者多根血管的血液总量。它是以每分钟流过的毫升数计算的（毫升/分钟）。血流在静息状态下通过100克肌肉组织的量大约是3~4毫升/分钟，但是在运动时就可以增加至80毫升/分钟。在一定的时间内血液流过的距离被称为血流的速度。血流速度是通过厘米/秒（cm/s）计量的。总的来说，血流速度在大血管内要快，而在直径小的血管内血流速度要慢。主动脉内的血流速度是大约30厘米/秒，在小动脉内是1.5厘米/秒，在毛细血管内是0.04厘米/秒，在小静脉内是0.5厘米/秒，在腔静脉内是8厘米/秒。

▷ **静脉是如何将血液回流入心脏的?**

　　胸部的静脉依赖于肺的呼气和吸气过程和横膈的运动将血流泵回心脏。其

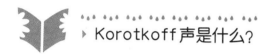

Korotkoff声是什么？

Korotkoff声是在量血压时听到的声音。这个声音是以一位俄罗斯医学家尼古拉·科罗特科夫（1874—1920）的名字命名的，他于1905年首次描述了这个声音，当时，他是在利用听诊器听通过动脉的血流声时发现的这种声音。

他泵的机制还有骨骼肌的收缩，这使得全身肌肉内的静脉会收缩。但是，当骨骼肌舒张时，静脉内的半月瓣会阻止血液的回流。

▶ 血压值代表着什么意思？

血压是通过血压计来监测的。血压是当心脏将血液泵入血管时靠近心脏的大血管内的压力。它是以毫米汞柱作为计量单位。血压值的两个数分别代表着两个不同的压力：收缩压和舒张压。收缩压（血压值中前一个数字）是指心室收缩时血液冲击动脉壁的压力。舒张压（血压值中后面的一个数字）是指血液流经小动脉时听到的声音的最低点。

▶ 高血压是什么？

高血压是一种持续的状态，当血压值高于140/90毫米汞柱时就是高血压。据统计，50岁的人群中大约有30%的人患有高血压。

▶ 低血压是什么？

低血压就是血压值偏低，是指收缩压低于100毫米汞柱。最常见的情况是治疗高血压药物过量时引起的。